LA DÉPRESSION :
UNE ÉPREUVE POUR GRANDIR ?

Paru dans Le Livre de Poche :

LE BONHEUR D'ÊTRE SOI

« COMME UN VIDE EN MOI »

LE FILS ET SON PÈRE

GUÉRIR SON ENFANT INTÉRIEUR

L'HUMOUR-THÉRAPIE

MOUSSA NABATI

La Dépression : une épreuve pour grandir ?

FAYARD

Pour être informé du programme des séminaires de Moussa Nabati,
vous pouvez lui écrire à l'adresse suivante :
moussa.nabati927@orange.fr

ISBN : 978-2-253-08508-9 – 1re publication LGF

À mes patientes…

INTRODUCTION
La dépression : une épreuve pour grandir ?

Je suis parfaitement conscient du caractère involontairement provocateur de cette question qui, loin de formuler une interrogation neutre, malgré son apparence, constitue une prise de position, une conviction.

Comment oser avancer sérieusement une telle affirmation tout en sachant par ailleurs que des millions de personnes à travers la planète souffrent quotidiennement de la dépression, au point pour beaucoup d'entre elles de souhaiter ou, pire encore, de se donner la mort ?

Comment comprendre, si la dépression n'est pas vraiment une maladie, la crainte que la simple énonciation de son nom engendre, ainsi que la honte qu'elle suscite chez celui qui croit en être atteint, ou qui supporte un parent ou un proche déprimé ?

Comment expliquer, s'il s'agit vraiment d'une épreuve pour grandir et non pas d'une maladie, les milliards dépensés dans la consommation d'antidépresseurs pour lutter contre cette « épidémie mondiale », affectant selon l'OMS 10 % de la population ?

La dépression fait peur. D'abord parce qu'elle évoque pour beaucoup la « folie » ou l'entrée dans celle-ci en raison de la perte des repères, du retrait de la réalité, de l'effondrement de l'élan vital et du repli sur soi.

Elle effraie d'autant plus qu'elle n'apparaît pas clairement à l'œil nu. Contrairement à la maladie physique, elle se dérobe à tous les examens de laboratoire. Pour cette raison, elle ravive l'inquiétante superstition de la contagion, elle éveille les sentiments d'incompréhension et d'impuissance ; on ne sait ni d'où elle vient, ni comment la surmonter.

Ainsi, elle se transforme en un mal étrange et mystérieux qui inquiète, comme tout ce qui résiste à une compréhension logique et à un dénouement par l'action, par un mode d'emploi.

Qu'est-ce que la dépression ? Elle se caractérise par trois catégories de symptômes :

1 – *La chute de l'humeur.* Celle-ci est le symptôme le plus manifeste et le plus fréquent. Le déprimé « n'a plus le moral » et « broie du noir », c'est-à-dire qu'il a un regard sombre, négatif et négativisant, une vision pessimiste, dramatique et dramatisante de la vie, du passé, de l'avenir et du présent. L'existence est abordée dans sa globalité avec une coloration tragique, morne, morose, maussade.

2 – *Le blocage.* Ce symptôme envahit aussi tous les domaines : relationnel, sentimental, psychologique, corporel. Il se caractérise par la fermeture, le repli sur soi, l'isolement, mais aussi le désinvestissement de l'ensemble des activités, des responsabilités, des loisirs. Le déprimé n'a plus envie de rien ; tout devient une corvée,

une « montagne ». Une grosse fatigue s'empare de lui. Il perd l'élan vital, la volonté, la combativité, la motivation, l'énergie. L'appétit baisse, le désir sexuel aussi, laissant la place à l'impuissance ou à la frigidité. Le sommeil est perturbé par l'insomnie ou des réveils multiples. Le transit intestinal se ralentit, de même que l'ensemble des opérations mentales – la concentration, la mémoire, le raisonnement.

3 – *La souffrance morale.* Le déprimé souffre beaucoup de son état dans la mesure où sa conscience est restée intacte. Cette souffrance se traduit par des sentiments d'infériorité, d'échec, un dénigrement de soi, mais aussi des angoisses, surtout matinales, une culpabilité, ainsi qu'une impression pénible d'incurabilité, la certitude de ne jamais s'en sortir. C'est la raison pour laquelle certains déprimés tentent de se suicider, dans l'espoir de retrouver la paix de l'âme, mais également pour cesser d'ennuyer leur entourage.

L'ensemble de ces symptômes met au jour, au-delà d'une disparité apparente, une seule et même structure latente : la délibidinalisation, la dévitalisation des fonctions physiques et mentales. La globalité psychocorporelle se voit frappée par la fermeture, la grève, le tarissement, l'hibernation, l'anesthésie, la congélation.

D'où viennent les idées noires, les souhaits de mourir, la boulimie, la maniaco-dépression, la frigidité, l'extinction de l'envie de vivre et du désir ?

Je défends l'hypothèse selon laquelle l'origine et la signification de la dépression renvoient à l'existence chez la personne déprimée d'une *culpabilité ancienne et inconsciente.*

En effet, contrairement à certaines croyances, le choc du facteur déclenchant (un licenciement, une rupture sentimentale, la perte d'un être cher...) ne joue que le rôle d'un déclic, d'une étincelle, mais ne crée pas la dépression. L'origine de celle-ci se situe toujours dans ce que j'appelle l'*Ailleurs et Avant* (la règle des deux A), c'est-à-dire les péripéties de l'enfance.

Dès lors, le traumatisme subi à l'âge adulte, dans l'ici et maintenant, ne fait que raviver la culpabilité inconsciente en fragilisant les défenses qui, jusqu'ici, protégeaient la personne de l'effondrement. Pourquoi ? Quel est le contenu de cette culpabilité ?

Elle n'est nullement la conséquence de la transgression d'une loi ou d'un interdit, ni même celle d'un mal causé à autrui. Elle survient lorsque le sujet a été témoin, héritier ou victime impuissante de la maltraitance dans son Ailleurs et Avant (par exemple en cas de divorce entre les parents, de décès ou de dépression de l'un d'eux, de souffrance due au rejet, à la maltraitance, aux abus sexuels...).

Elle naît chez l'enfant lorsqu'il subit une privation importante de l'amour et de la sécurité dont il a tant besoin pour assurer sa croissance, en raison de l'indisponibilité ou de la négativité de ses parents.

Il s'agit là bien entendu d'une culpabilité imaginaire, sans faute, celle de la victime innocente, dans la mesure où l'enfant, tout en n'ayant rien fait de mal, est convaincu que les souffrances de ses proches ou celles que lui-même supporte lui sont imputables *(l'enfant intérieur coupable)*.

Il lui incombe donc la mission de les réparer en s'érigeant, dans une inversion générationnelle étonnante, au rang du parent de ses parents *(l'enfant thérapeute)*. Pour cela, il aspire, résorbe, éponge comme une sangsue leur douleur et leur tristesse, les faisant siennes afin de les en délivrer.

Plus tard, en devenant « adulte », il aura constamment recours, afin d'apaiser sa culpabilité d'avoir été témoin, héritier ou victime de la violence *(le complexe d'Abel)*, à deux stratégies défensives, et ce de façon concomitante.

D'une part, il cherchera, par le biais de l'*expiation*, à s'autopunir de façon masochiste contre sa « mauvaiseté », sa méchanceté fantasmatique, en se maltraitant, en faisant inconsciemment échouer ses projets, en s'interdisant de goûter au bonheur, en étant sévère, négatif et exigeant à l'égard de lui-même...

Parallèlement, il dépensera une grande quantité de son énergie libidinale dans la *quête de l'innocence* afin de démontrer à autrui et à lui-même sa non-culpabilité, son innocuité et sa bonté. Il se sacrifiera ainsi aux autres dont il satisfera les demandes en priorité, dans le contexte d'un altruisme excessif, en qualifiant péjorativement ses propres désirs et besoins d'« égoïstes ».

Mais, étrangement, ni l'un ni l'autre de ces deux mécanismes ne parviendront à soulager sa culpabilité. À l'inverse, celle-ci continuera d'enfler dans l'ombre, attendant le jour J du facteur déclenchant. La dépression se déclare en effet lorsque le choc subi dans l'ici et maintenant (une déception sentimentale par exemple) entre en écho, en connexion et en continuité de sens avec les traumatismes de l'Ailleurs et Avant, en ranimant la culpabilité de l'enfant intérieur innocent.

Hier et aujourd'hui se télescopent. Le passé inonde le présent. C'est la raison pour laquelle la dépression, loin d'être une maladie à soigner avec acharnement, représente une *chance*, une occasion privilégiée de transformation et de changement.

Elle vient plutôt guérir une personnalité déjà et depuis longtemps mal en point. Elle s'accompagne certes d'une souffrance, mais celle-ci n'est jamais inutile. Elle représente le prix à payer pour renaître, c'est-à-dire devenir enfin soi, celui qu'on a toujours été mais qu'on n'a jamais osé être par peur de nuire, par crainte de se sentir coupable. La dépression est un signal d'alarme, un miroir qui réfléchit un mal-être provenant de loin. Est-ce la faute du miroir si le visage qu'il renvoie ne correspond pas à l'idéal de celui qui se regarde ? Faut-il briser le miroir pour autant ?

Ce nouvel état d'esprit permet de ne plus envisager sa dépression comme un ennemi intérieur, à combattre à l'aide de toutes sortes de drogues et de médicaments : plus on comprime un ressort, plus on augmente sa force. Il encourage, au contraire, à l'accueillir de façon plus sereine et plus optimiste comme étant porteuse d'un message, comme un tremplin, comme un mal d'où jaillit un grand bien.

Pourquoi avoir choisi de traiter de la dépression au féminin ? Serait-elle, de par sa nature, ses mécanismes et son sens, foncièrement différente de celle des hommes ?

Non, la dépression concerne les deux sexes ; elle révèle chez l'un et l'autre les mêmes nœuds et souffrances, et prend sa source dans les mêmes aléas de l'enfance. Seulement, face à elle, la femme se voit bien plus exposée, atteinte, en danger que l'homme, pour certaines raisons psychologiques mais aussi culturelles.

La femme a tendance, en effet, à s'inscrire d'emblée

dans ses divers champs relationnels d'une manière affective, émotionnelle, sentimentale, sensitive, voire fusionnelle. Elle s'implique, non pas à moitié, mais avec tout son être, en immersion. Cette proximité la rend dès lors très sensible, réceptive – envahie même par eux – aux affects, à toutes sortes d'énergies positives ou négatives émanant des uns et des autres et imprégnant l'atmosphère. Cette insuffisance de limites fragilise ses défenses en la rendant perméable au mal-être d'autrui qu'elle pompe inconsciemment, encouragée par sa fibre soignante et maternante. Elle baigne naturellement, de par sa fonction maternelle, dans un bain de « fusionnalité ».

La femme n'est donc pas davantage déprimée, mais elle est plus « déprimable » dans la mesure où elle aspire la dépression de son entourage pour le guérir. En outre, confiante dans sa solidité psychique naturelle, elle n'éprouve pas de gêne ou de honte à exprimer sa dépression, à se plaindre et à pleurer – contrairement à l'homme qui, pour ne pas s'avouer faible, se replie dans le silence émotionnel.

Mais la dépression de la femme moderne, en progression constante dans nos sociétés, renvoie aussi à des motifs culturels, c'est-à-dire à une idéologie pernicieuse qui, au-delà du vernis trompeur de son « émancipation », la contraint à la *perfection*, à la toute-puissance, exigeant d'elle qu'elle soit belle, battante, mince, douce, sexy, mère et amante, toute, partout, dehors et dedans. La culpabilité de ne pouvoir correspondre au modèle et à l'image idéale entre en collision avec celle de l'enfant intérieur.

Dans ces conditions, pour « s'en sortir », la femme déprimée doit, en premier lieu, « entrer » dans sa dépression, en l'acceptant, en prenant conscience de sa culpabilité d'être et d'avoir été victime innocente. Cela lui permettra de renoncer à l'expiation ainsi qu'à la quête désespérée/désespérante de l'innocence !

J'espère que la lecture de ce livre offrira au public non initié à la psychanalyse la possibilité de se familiariser avec certains de ses concepts fondamentaux, complexes et souvent exposés de façon obscure, hermétique et compliquée. Je cherche ici à les expliquer de manière simple et compréhensible, néanmoins sans condescendance ni simplisme. De plus, la compréhension des mécanismes de la dépression chez la femme aidera les lecteurs, notamment les hommes, à faire mieux connaissance avec le vaste continent de l'intériorité féminine, « son inquiétante étrangeté », à travers ses divers âges et visages : la petite fille, l'amie, la sœur, l'épouse, la mère, l'amante.

Qu'est-ce qu'une femme au fond ? Quel est son désir ? En quoi est-elle vraiment différente de l'homme ?

Je ne propose dans cet ouvrage aucun gadget de bazar, tous évidemment inopérants et inutiles. Seuls quelques charlatans, de nos jours en nombre croissant étant donné le vide culturel et le manque de repères, s'ingénient à propager le mirage selon lequel le recours à certains produits ou la pratique de certains exercices physiques et mentaux suffiraient à se débarrasser, comme par magie, de la dépression.

Naturellement, ma démarche consistant à définir la dépression à l'aide de l'hypothèse de la culpabilité inconsciente ne signifie nullement que ce facteur puisse, à lui seul, tout expliquer, ni même que la totalité des phénomènes dépressifs soit d'origine psychologique.

Certaines pathologies organiques (infections, traumatismes crâniens, cancers, tuberculose) peuvent s'accompagner de symptômes dépressifs. En outre, ceux-ci font parfois partie des effets secondaires – on parle alors d'effets « dépressogènes » – des médicaments contre l'hypertension, le diabète, ou même de la pilule contraceptive, en raison des modifications hormonales qu'induisent les œstroprogestatifs.

Le champ reste, par conséquent, ouvert à tout éclairage potentiel. Je tiens à remercier vivement mes patientes qui m'ont aidé, sans jamais s'en douter, à les comprendre, en m'offrant généreusement les trésors de leur cœur et de leur âme tourmentée mais innocente !

Odile :
la culpabilité de l'innocente

Odile est une jeune femme de 33 ans. Elle est plutôt forte, très brune, les cheveux courts mais abondants et frisés. De prime abord, elle ne paraît pas très féminine, ou plutôt elle s'interdit de montrer et de mettre en valeur sa féminité. Son visage, malgré un sourire quasi permanent, laisse percevoir l'empreinte d'une grande souffrance. Il est vrai qu'en la voyant j'ai eu un peu de mal à déceler chez elle la fraîche fluidité printanière d'une jeune femme de 33 ans. Je lui aurais aisément donné dix ans de plus.

Comme la beauté, la jeunesse ou la vieillesse d'une personne n'est pas automatiquement fonction de son âge biologique, de la somme numérique des années. Certains sont jeunes physiquement mais semblent vieillis, délabrés, fatigués par le stress et les tourments. D'autres, pourtant plus avancés en âge, dégagent au contraire une luminosité jeune et chatoyante. La paix intérieure apparaît comme étant le meilleur rempart contre les déferlements agressifs du temps.

Par ailleurs, il m'a été donné à maintes reprises d'observer que la jeunesse ou la vieillesse d'une personne au niveau de son visage dépend, hormis son bon ou mauvais moral, de son âge psychologique, mental. Cela signifie que ceux qui ne paraissent pas plus vieux ou qui semblent même plus jeunes que leur âge sont ceux qui ont pu conserver en eux certains pans de leur enfance et de leur adolescence.

Lors de notre premier entretien, Odile se montre très souriante, rieuse même par moments, sans motif apparent. Je trouve cela un peu incongru, déroutant, chez une patiente censée décrire les motifs et le contexte de sa dépression et de sa souffrance.

J'ai du mal à me contrôler et à garder plus longtemps le silence, malgré la règle essentielle de la neutralité bienveillante. Je lui fais donc part de ma surprise de l'entendre rire pratiquement au bout de chaque phrase alors qu'elle était venue m'exposer ce qui rendait sa vie insupportable.

Odile me répond sans hésitation : « Si je ne riais pas, j'éclaterais en sanglots... et je n'aime pas ça. » Elle continue à m'expliquer, tout en riant : « Ça va. On pourrait dire que tout va bien en fait. On n'a aucun problème sérieux, réel, grave. On est tous en très bonne santé. On forme un couple soudé et solide. Depuis quelques mois, on habite dans une maison qu'on apprécie. On a de beaux enfants. On ne souffre d'aucun problème de travail, ni de souci d'argent. On pourrait dire qu'on est heureux et que rien ne nous manque ! »

À ce stade de ses confidences, je souligne déjà deux points significatifs. En premier lieu, elle utilise toujours le pronom impersonnel « on » pour parler d'elle-même. En second lieu, elle cherche à taire sa vraie souffrance. Odile fait partie de ces femmes sans bagage intellectuel particulier mais naturellement douées d'une fine sensibilité, ainsi que d'une intelligence affective remarquable. (Le cœur et l'intellect n'entretiennent pas forcément des relations harmonieuses.) Elle saisit donc très rapidement le sens et l'enjeu de mon interprétation, sans me demander de la lui répéter une seconde fois. Elle reprend :

« C'est vrai, ça ne va pas du tout et je ne sais pas pourquoi. J'en ai ras le bol, de tout. C'est l'accumulation de petites choses qui traînent depuis longtemps. On essaie d'y réfléchir, oh pardon, j'essaie d'y réfléchir, mais je n'y arrive pas. Je ne sais plus où j'en suis. J'ai du mal à me concentrer, à voir clair en moi. On tourne en rond et on n'arrive pas à s'en sortir. J'ai perdu toute motivation, tout désir, toute envie. Je traîne et je m'ennuie. Le temps ne s'écoule plus, il est ralenti, un seul jour me paraît une éternité. Je suis triste et je pleure souvent sans comprendre exactement pourquoi. Ces derniers temps, je me sentais drôlement irritable, énervée, agacée, agressive, pour tout et rien, je ne sais pas pourquoi. Je n'arrivais plus à m'endormir. Dans la journée je me sentais crevée ; j'avais beaucoup de mal à m'occuper de moi-même, des enfants et de la maison.

« Je suis fatiguée alors que je ne travaille pas. Enfin, la semaine dernière, j'ai fait une grosse bêtise dont je me sens très coupable : j'ai avalé toute ma boîte de somnifères sur un coup de tête. J'en aurais bien pris d'autres, mais il n'en restait plus. Je ne sais pas si j'avais vraiment envie de mourir. Je voulais peut-être qu'on me laisse tranquille dans mon coin, qu'on me laisse dormir pour que je puisse retrouver enfin le silence et la paix en moi. Mais pourquoi je dis "retrouver" ? Non, je veux dire pour "trouver" le calme en moi. Pourtant je devrais être une femme comblée, heureuse. Beaucoup de personnes autour de moi en sont convaincues. Certaines femmes doivent me jalouser et avoir envie d'être à ma place. Mon mari est adorable. Nous sommes très fusionnels tous les deux. Je l'aime et il m'aime. On s'entend très bien. Nos enfants sont très mignons. On a une belle maison, aucun souci d'argent, alors je ne comprends rien ! »

J'ai maintes fois remarqué que la dépression est ressentie beaucoup plus douloureusement par ceux qui ne parviennent pas d'emblée et de façon claire à trouver une raison, une explication réelle à leur souffrance. De plus, la difficulté de repérer et de nommer un facteur déclenchant concret intensifie leurs sentiments de honte et de culpabilité. « Je suis vraiment une idiote de me plaindre tout le temps. J'ai tout pour être heureuse, mais je suis toujours insatisfaite, je suis une ingrate, une égoïste... »

J'avoue à ma patiente Odile qu'à cet instant précis de son récit je suis comme elle, que je ne comprends pas non plus les raisons de son malaise intérieur.

Parfois, la verbalisation par l'analyste d'un aveu d'impuissance est accueillie par le patient avec de la bienveillance et de l'indulgence. Pourquoi ?

C'est comme si l'analyste signifiait par là qu'il n'avait rien d'un être omniscient et que sa compréhension se heurtait à des limites. Le fait qu'il ne puisse pas tout saisir d'emblée, transpercer les secrets de l'inconscient devenu ainsi transparent, contribue à le situer dans sa dimension humaine et suscite la confiance du patient.

En ce qui concerne Odile, mon aveu provoque en elle d'abord une sorte d'étonnement, puis très rapidement le désir de me venir en aide, de me guider dans les méandres de son être, en s'ouvrant.

« Bien sûr, je ne vous ai pas tout raconté ; je ne vous ai pas encore dit que j'ai perdu ma fille aînée âgée de

1 an, Julie, il y a de cela exactement sept ans. Est-ce que vous pensez que ma dépression actuelle viendrait de là ? Voilà, on s'est mariés avec mon mari Hervé il y a huit ans, lorsque j'avais 25 ans. On avait tous les deux envie d'avoir un enfant rapidement. Julie est née un an plus tard. Nous étions heureux, comblés tous les deux. Lorsque la fillette a eu 9 mois, je suis tombée, à nouveau, enceinte. Tout allait si bien. J'avais toujours rêvé d'une famille nombreuse. À trois mois de grossesse pour mon second bébé, Julie avait 1 an moins une semaine. Ce jour-là, le 8 octobre, je m'en souviendrai toujours. Nous avions commencé à organiser son anniversaire pour le 15 octobre. Une vingtaine de personnes, les amis très proches et la famille, étaient invitées à déjeuner. Le menu était établi, les commandes passées.

« Ce même jour, le 8 octobre, nous devions assister à l'enterrement d'une vieille tante maternelle éloignée. Nous avons décidé de confier Julie à mes beaux-parents pour la journée. Il faisait froid et la petite était bien enrhumée. Nous avons passé la matinée à l'église et puis au cimetière avant de nous rendre chez la famille de la défunte pour boire un verre et manger un morceau, comme le veut la tradition. Nous étions de retour vers 14 heures chez mes beaux-parents pour récupérer la petite Julie.

« Nous avons aperçu de loin dans la cour de la maison la voiture rouge des pompiers. On a eu un choc tout de suite, croyant que le papy ou la mamie venait d'être victime d'un malaise, comme cela s'était déjà produit. Cauchemar : les pompiers transportaient en fait ma petite Julie inanimée sur un brancard.

« Elle a été prise en charge immédiatement au service de réanimation, mais c'était déjà trop tard. Elle était décédée avant même que mes beaux-parents appellent les pompiers. Le diagnostic a été rapide et sans appel : la "mort subite du nourrisson", sans autre explication.

« Nous étions tous très choqués, effondrés. Ç'a été l'horreur absolue, le cauchemar éveillé. Je n'arrêtais pas de me pincer le bras, me demandant si j'étais dans la réalité ou si, au contraire, je rêvais. J'allais tellement mal que je ne pouvais même pas pleurer. Mon mari a versé toutes les larmes de son corps. Pas moi, j'étais comme tétanisée ! »

Odile poursuit son récit en racontant ce qu'elle a ressenti pendant les semaines qui ont suivi l'enterrement de la petite Julie. L'émotion prédominante à la suite de ce choc était un sentiment de révolte, l'effet d'un séisme, d'une guerre civile en quelque sorte, dans la mesure où Odile a toujours été et est encore aujourd'hui une catholique très croyante.

« Je ne comprenais pas pourquoi le Seigneur m'avait pris Julie à l'instant même où je me trouvais chez Lui, dans Sa maison, à l'église, en train de L'adorer, de Le prier. Pourquoi m'avait-Il ainsi frappée ? Quelle faute avais-je commise ? Pourquoi moi ? Comment pourrais-je désormais continuer à croire en Lui, à Le prier comme je le fais depuis que je suis toute petite, comme si de rien n'était ? Que signifient toutes ces bonnes paroles qu'on m'a inculquées au cours de catéchisme : Amour-Miséricorde-Pardon ?... »

La deuxième vague de sentiments que ressent Odile est relative à la culpabilité, plus exactement à la colère contre elle-même, alors que tout à l'heure cette colère était tournée vers l'injustice divine :

« Je me disais constamment que j'étais sûrement une mauvaise mère, que je n'avais pas su protéger mon bébé, m'en occuper comme il fallait. J'aurais dû l'amener chez le pédiatre dès que j'avais vu qu'elle était enrhumée. Je n'aurais pas dû la confier à mes beaux-parents pour assister aux cérémonies funéraires à l'église et au cimetière. Comme j'étais enceinte, je me disais aussi que le décès de Julie était sûrement d'origine génétique. J'étais convaincue de ne pas lui avoir transmis les bons gènes, mais les mauvais. Alors, non seulement je me sentais horriblement fautive de la perte de mon premier bébé, mais de plus j'avais très peur de perdre également le second, celui que je portais dans mon ventre. Cela me paraissait évident, une mort annoncée, prévisible, une fatalité programmée d'avance.

« Je priais tous les jours pour que le Seigneur ne m'abandonne plus cette fois. Je Le priais aussi pour qu'Il m'accorde un petit garçon et non une petite fille, par crainte de la malédiction, de la répétition de la tragédie.

« Peu à peu, les médecins ont réussi à nous rassurer en écartant la funeste menace de la génétique. Ils m'ont certifié que le bébé que je portais ne présentait aucune anomalie.

« Mais, malgré tout, je n'ai pas pu vivre ma seconde grossesse comme la première. Je me trouvais entre la vie et la mort, en quelque sorte. Je ne savais plus où j'en étais, ni ce que je ressentais vraiment, si j'étais triste ou contente. J'avais le cafard, je m'empêchais de pleurer même lorsque j'en avais envie et que j'étais toute seule. Je me disais que si je pleurais, ça me ferait sûrement beaucoup de bien, mais que ça chagrinerait beaucoup le bébé que je portais en moi. Alors, je m'efforçais de sourire et de penser à des choses gaies et positives pour que le bébé ne souffre pas.

« Cette grossesse m'a finalement beaucoup aidée à surmonter ma douleur, que je croyais à jamais insurmontable. La vie dans mon ventre contrebalançait un peu la mort de ma petite Julie. La suite de la grossesse se passa tant bien que mal. J'essayais de me raisonner. Mon mari me soutenait très fort. Je n'avais pas souvent le moral, il est vrai, mais je retenais mes larmes. Je me contrôlais pour ne pas broyer du noir. Je ne voulais pas faire de la peine à mon mari et au bébé que je portais en moi. J'évitais aussi de me plaindre ou de m'apitoyer sur mon sort. Je me sentais quelquefois mieux en regardant la télé ou en écoutant d'horribles nouvelles à la radio. Je me disais que je n'étais peut-être pas la plus malheureuse des femmes et qu'il y avait certainement pire que moi. Je pensais aux femmes stériles, à celles qui avaient perdu mari et enfants dans un accident... Je cherchais à m'en sortir toute seule, à tout prix. Je m'étais fabriqué une carapace. Je me cachais la face pour que nul ne puisse découvrir mon immense chagrin, ni mon horrible angoisse. »

Il est facile de remarquer dans le récit d'Odile deux mécanismes importants et constamment à l'œuvre dans le phénomène dépressif : la volonté de s'en sortir seul en niant sa faiblesse, sans aide extérieure, ce que j'appelle l'orgueil ou la *présomption dépressive* ; la lutte acharnée que le déprimé se livre pour masquer sa souffrance par crainte des jugements négatifs d'autrui.

Évidemment ces deux procédés, loin de parvenir à colmater la douleur, ne font paradoxalement, à long terme, que l'entretenir en l'intensifiant.

Enfin, la grossesse d'Odile toucha à son terme. Le Seigneur ayant été sourd à ses supplications, elle accoucha d'une petite fille et non d'un petit garçon. Elle l'appela... Juliette !

La vie reprit peu à peu. Odile s'investissait avec amour mais aussi avec beaucoup d'appréhension dans les soins de Juliette, qui venait réincarner un peu la petite Julie. Elle se levait plusieurs fois la nuit pour s'assurer que Juli... ette respirait bien et qu'elle était vivante. Au moindre rhume, elle consultait trois pédiatres. Elle devint littéralement une mère poule, hyperprotectrice, s'occupant pratiquement seule du bébé, ne le confiant jamais à des proches, même si elle avait une confiance totale en eux. Les semaines et les mois passèrent. Odile n'avait plus le temps de penser ni de prendre soin d'elle-même.

Deux ans et demi plus tard, elle se retrouva enceinte une troisième fois et accoucha d'un petit garçon, Olivier, aujourd'hui âgé de 3 ans.

La grossesse et l'accouchement se déroulèrent bien. Odile regagna progressivement une relative sérénité et un peu de confiance en elle-même. Mais, dans le fond, elle restait toujours anxieuse, sursautant au moindre bruit suspect, surveillant étroitement ses enfants, craignant qu'ils se fassent mal ou tombent malades.

Peu à peu, un an après le second anniversaire d'Olivier, c'est-à-dire depuis que le spectre de la mort du nourrisson tant redoutée s'était estompé dans son esprit, le syndrome dépressif est venu remplacer le tableau d'anxiété précédent. Il n'est pas rare, bien au contraire, que le phénomène dépressif éclose précisément au moment où certaines angoisses, sinon réelles, au moins reliées à la réalité (appréhensions relatives à la santé ou à l'argent), disparaissent. Odile exprime bien le paradoxe de sa dépression lorsqu'elle affirme : « Tout va bien. Je n'ai aucun problème. Je devrais être une femme heureuse et pourtant je ne vais pas bien. Je ne comprends pas ! »

Lorsqu'une personne subit un traumatisme concret, qu'elle se trouve aux prises avec des difficultés réelles et se doit de lutter afin d'assurer sa survie, le risque pour elle de sombrer dans la dépression est très faible. Celle-ci surgit souvent après coup, une fois l'ouragan apaisé, la blessure cicatrisée, l'angoisse écartée. C'est la raison pour laquelle, durant les périodes de guerre et de misère, la courbe de la dépression dégringole statistiquement.

Il s'agit donc pour Odile d'une dépression qu'elle n'a pas pu vivre, qu'elle ne s'est pas autorisée à vivre ou qu'elle n'a pas eu le temps de vivre, absorbée qu'elle était par le drame de la mort subite d'un enfant et sa crainte de perdre les suivants.

Curieusement, sa dépression a éclaté alors qu'elle ne souffrait plus d'aucun problème particulier dans sa vie. Concrètement, tout allait bien pour elle, mais psychologiquement elle n'en pouvait plus. Elle s'est vue contrainte de demander de l'aide, de réagir autrement qu'en luttant contre ses émotions, qu'en faisant la politique de l'autruche.

Conseillée par des amis, elle a commencé une psychothérapie. Elle a pris rendez-vous et consulté une thérapeute, mais au bout de quelques séances elle est ressortie déçue. « La psychothérapeute était froide, sans émotion, glaciale même. Je parlais, je parlais, mais elle ne bougeait pas, ne réagissait pas. On aurait dit un glaçon, une statue, un cadavre, je ne sais pas. Elle ne m'a rien apporté du tout. J'avais envie d'un dialogue, d'un échange, d'un peu de chaleur, mais j'avais l'impression de monologuer, comme si j'étais toute seule sans personne en face, comme si je parlais à un mur ! Je me sentais déjà pas mal bloquée à la troisième séance ; je ne savais plus quoi dire. À la cinquième, au bout d'un quart d'heure de silence, elle m'a dit : "À la prochaine fois. " J'en avais marre, je suis partie et je n'y suis plus jamais retournée. »

Odile a donc décidé d'interrompre sa psychothérapie avec cette femme afin de la poursuivre avec un autre thérapeute, un homme cette fois.

« J'étais franchement très contente de le rencontrer. Je n'ai eu qu'une seule séance avec lui. Il était vraiment bien, présent, chaleureux, communicatif et sympa ! Malheureusement, lorsque je me suis rendue au deuxième rendez-vous, c'est sa femme qui m'a ouvert la porte pour me recevoir. Elle m'a fait entrer afin de m'annoncer brutalement en pleurant que, le lendemain de ma première consultation, son mari avait été victime d'un accident plutôt grave de la circulation. Heureusement, il n'était pas mort. Ses jours n'étaient pas en danger. Mais personne ne pouvait encore se prononcer sur la date d'une éventuelle reprise de son travail. J'étais littéralement effondrée en apprenant cette nouvelle. Le lendemain, j'ai téléphoné à une amie pour lui raconter l'histoire. Elle s'est mise à rire nerveusement en me disant : "Dis donc, tu lui as porté la poisse !" »

Les semaines suivantes, l'état dépressif d'Odile a continué de s'aggraver sans qu'elle comprenne le pourquoi ni le comment. « Tout allait bien pourtant, mais je n'avais pas le moral, envie de rien ! »

« Ah, j'ai oublié de vous faire part de deux autres choses importantes, me dit encore Odile, comme pour compléter l'inventaire de ses tourments. Depuis le décès de ma petite fille, je me sens terrorisée à l'idée de conduire. Si je conduis, surtout sur l'autoroute, je risque de faire des crises de panique. J'ai peur, très peur que la voiture qui me double, une fois parallèle à la mienne, fasse brusquement une fausse manœuvre et provoque un accident. C'est drôle, je n'ai pas peur du tout de conduire, mais juste la crainte que le véhicule qui me double cause un accident. Ensuite, depuis la mort de ma petite Julie, chaque fois que je m'approche d'une personne perchée sur une hauteur (escalier, escabeau, fenêtre...), je crains qu'elle trébuche et fasse une chute. J'ai envie de crier pour qu'elle fasse attention. Mais je ne dis rien, j'ai peur qu'on me trouve ridicule ou qu'on me prenne pour une folle. Je ferme les yeux et je m'éloigne ! »

Ces symptômes sont-ils reliés les uns aux autres, au-delà de leur dissimilitude apparente ? Quelle pourrait être leur signification inconsciente ? Cet état anxio-dépressif s'origine-t-il exclusivement dans le tombeau de la petite Julie ou s'inscrit-il, au contraire, dans un Ailleurs et Avant, dans la petite enfance de ma patiente ?

Comme d'habitude, on ne saurait tenter de répondre à ces trois questions qu'en se penchant sur les péripéties de l'enfance d'Odile. En voici les grandes lignes.

Odile est née, je l'ai dit, il y a de cela trente-trois ans. « Ma mère a été mariée une première fois avec un autre homme que mon père. Son couple ne fonctionnait pas bien et elle n'avait pas d'enfant. À l'époque, elle était serveuse dans un bar où mon père était client. Un jour, ayant bu un verre de trop, mon futur père a eu un geste déplacé envers la serveuse, ma future mère. Celle-ci l'a giflé. Mon père s'est mis à rigoler, en lui disant : "C'est la dernière fois que vous me giflez. La prochaine fois vous viendrez m'embrasser !"

« Peu à peu, se connaissant mieux, ils font la paix et tombent amoureux l'un de l'autre. Ma future mère décide de tout avouer à son mari, qu'elle n'aime plus, en lui proposant le divorce. Celui-ci accepte sans complication. Mes futurs parents décident donc de se fréquenter et de s'installer officiellement ensemble. Les parents de mon père s'opposent fortement à cette union. Ils l'encouragent à mettre fin à la relation. Mais, comme il refuse, mes grands-parents le rejettent, ne pouvant supporter que leur fils s'unisse à une serveuse de bar, par-dessus le marché divorcée ! Moi, je suis née rapidement, un an après leur première rencontre, sans être programmée, sans qu'ils soient mariés. Mes grands-parents finissent par mettre progressivement de l'eau dans leur vin. Ils acceptent de recevoir le couple. Celui-ci décide aussi de régulariser sa situation. Mes parents se sont mariés lorsque j'avais 3 ans. J'étais présente à leur mariage, mais je n'en ai gardé aucun souvenir clair, juste quelques flashs !

« Mon père m'a raconté une fois qu'à la mairie je n'avais pas l'air bien contente, que je faisais un boucan pas possible, que je perturbais la cérémonie nuptiale... Il m'a raconté une autre histoire dont je ne me souviens pas non plus. Un jour, maman était partie en courses. Elle m'avait dit de rester dehors devant la porte et d'attendre le retour imminent de mon père. Quand celui-ci est apparu, il m'a demandé où était partie ma mère et ce que je faisais, moi, dehors, devant la porte. Je lui aurais répondu que maman était partie avec un grand monsieur blond, portrait inverse de mon père, qui est brun et petit. Lorsque ma mère est revenue, mon père l'a disputée. Elle m'a flanqué une bonne dérouillée pour avoir raconté n'importe quoi, des mensonges, des sottises. Mon père aussi était en colère, fâché. Il avait cru à mon histoire. Je ne sais pas, je ne me souviens absolument pas de tout cela. Je ne sais plus si j'ai dit la vérité à mon père ou si j'ai inventé un bobard pour me venger de ma mère qui n'avait pas voulu m'emmener avec elle. Peut-être que j'avais dit la vérité à mon père. Je n'en sais rien. »

Odile me livre enfin une autre petite anecdote, d'apparence anodine et banale, qu'elle a, comme les autres souvenirs, effacée de sa mémoire.

« Mon père m'a raconté que dans l'ensemble j'étais une petite fille coléreuse, capricieuse, casse-pieds ! Une fois, il m'avait emmenée avec lui au zoo. J'aurais pleuré pour qu'il m'achète une glace à la fraise. Quand il me l'a achetée, je n'en voulais plus, dit-il. Je criais, pleurais, gesticulais pour qu'il m'achète une autre glace, au chocolat ! Quand j'étais enfant, j'étais coléreuse, capricieuse, "emmerdante", disait mon père, j'avais l'esprit de contradiction. »

Comme on le voit, d'après le récit de ces souvenirs paternels, dont elle n'a conservé nulle trace, ma patiente est inscrite dans la parole de son père d'une façon manifestement négative, dépréciative. Elle est considérée comme étant une enfant agitée, trouble-fête, importunant les invités lors du mariage de ses parents à la mairie. Dans le second récit, Odile est dépeinte comme une menteuse, accusant en quelque sorte sa mère de l'abandonner dans la rue pour s'évader avec un amant blond et grand. Tout se passe comme si elle était suspectée de vouloir empêcher l'union de ses parents. Elle est soupçonnée de souhaiter les séparer, les opposer l'un à l'autre, leur barrer la route, les diviser, les éloigner, à l'exacte image de ses grands-parents paternels, hostiles au mariage de leur fils avec une femme discréditée puisque serveuse dans un bar et divorcée.

Enfin, dans le troisième souvenir paternel, Odile apparaît comme étant une « casse-pieds », une fille méchante et insupportable. Naturellement, le père d'Odile n'a fait, à travers le récit de l'enfance de sa fille, que projeter sur elle ses fantasmes en lui prêtant ses propres sentiments, pas si « propres » que cela d'ailleurs, dont il n'osait prendre possession et conscience.

Mais, étant donné qu'un enfant ne peut se regarder que dans le miroir des yeux de ses parents, Odile s'est, au fil des ans, construit une mauvaise image d'elle-même. Elle a intériorisé la parole et le désir paternels, empreints de négativité, en se croyant mauvaise, méchante, désagréable, maléfique. Voilà comment les premières semailles de la culpabilité ont été logées en elle, dans le terreau de son inconscient, dans l'obscurité !

Ce n'est pas tout. Toujours d'après la version paternelle, la mère d'Odile serait tombée malade « juste après son accouchement, qui s'est mal passé ». Puis elle serait décédée quatre ans plus tard, emportée par un cancer généralisé à 29 ans, quelques jours avant son anniversaire.

« Je n'ai gardé aucun souvenir de la mort de maman. Je me souviens vaguement d'une seule scène avec elle ; je me vois à l'hôpital dans sa chambre, lui tendant un dessin que je venais de faire pour elle. Mon père m'a dit : "Mets ton dessin sur la table. Laisse ta maman se reposer. Elle est fatiguée." Enfin, des phrases de ce genre !

« Lorsqu'elle est décédée, personne ne m'a avertie du moment de sa mort. Je ne sais pas pourquoi je n'étais pas présente à son enterrement. Après j'étais traversée par de drôles de sentiments. J'étais sûre que sa mort était de ma faute, parce qu'elle était tombée malade, comme mon père me l'avait dit, tout de suite après ma naissance ; je luttais sans cesse contre ces sentiments. Je me disais qu'elle était peut-être morte parce que je lui avais fait un dessin. Je ne voulais pas qu'elle soit malade et morte à cause de moi, de ma naissance ou de mon dessin. »

Peut-être comprend-on mieux maintenant pourquoi le père d'Odile l'accusait de vouloir le séparer de sa femme. De même, il était convaincu que ses parents s'opposaient à son mariage avec une divorcée, serveuse dans un bar. Manifestement, cet homme se trouvait dans l'impossibilité de reconnaître sa propre difficulté inconsciente à accéder à la jouissance avec une femme. Il ne pouvait donc que recourir sans cesse au mécanisme de la projection en rendant les autres responsables, coupables de son blocage. « Moi, ça va très bien, aucun problème, mais ce sont mes parents et ma fille qui ne veulent pas que je m'unisse à ma femme ! » Il est bien plus facile de voir la paille dans les yeux de son voisin que la poutre dans les siens !

Odile est une mère qui a perdu sa fille et une fille qui a perdu sa mère au moment où elle avait fortement besoin d'elle. Elle se trouve « prise en sandwich » entre ces deux pertes irrémédiables. Son identité présente ne peut plus s'arc-bouter entre le support des deux générations passée et future, la mère et l'enfant. Elle se voit ainsi suspendue au-dessus d'un néant, d'un vide vertigineux, terrorisant. Mais, chez elle comme chez tous les déprimés, la souffrance morale ne s'explique pas par la seule référence au manque. Cela signifie qu'Odile n'est pas affligée seulement parce qu'elle a perdu sa mère et son enfant. Non, ce qui s'avère insupportable dans la dépression ne renvoie pas à la privation mais au fantasme d'une culpabilité inconsciente attisée par elle. Tout se passe comme si, dans la logique illogique de l'inconscient, Odile avait tué aussi bien sa mère que son enfant. Elle s'accuse elle-même de matricide et d'infanticide, ou plus exactement d'avoir été impuissante à empêcher ces deux drames. Elle se considère comme mauvaise fille et mauvaise mère. Le poids de la culpabilité qu'elle porte sur ses épaules devient d'autant plus écrasant que celle-ci se voit encore confirmée dans le discours allusif paternel présentant Odile comme une fille malfaisante, s'ingéniant à désunir ses parents.

La culpabilité de l'innocente

Chez Odile, la souffrance la plus aiguë ne provient pas tant des épreuves subies dans la réalité présente (décès du bébé) que du réveil de la culpabilité de la victime innocente. Cela veut dire que lorsqu'une personne se trouve victime d'une épreuve, elle subit non pas une seule épreuve, mais deux. Elle souffre d'une part d'avoir été malmenée, agressée, abandonnée... Il s'agit là d'une douleur consciente, ressentie et mise en lien, de façon claire et directe, avec le traumatisme déclenchant. Mais elle souffre principalement du sens précis et inconscient de cette épreuve pour elle, c'est-à-dire de la façon dont elle vient titiller, réveiller, galvaniser sa culpabilité inconsciente enracinée dans l'*Ailleurs et Avant*.

Ce nouveau concept mérite quelques éclaircissements. Nous connaissons tous la signification du mot « culpabilité » ainsi que la charge négative puissante qu'il suscite et véhicule dans notre culture. Étymologiquement, il dérive du latin *culpabilis*, qui exprime à la fois l'état de celui qui est coupable et le caractère de l'acte fautif. Il renvoie naturellement aux notions de faute et de péché chez celui qui a commis un crime, un mal, un méfait, une mauvaise action, un délit... Il peut s'agir d'une faute par oubli, ignorance, erreur, maladresse, mais surtout perpétrée de façon consciente, délibérée, voire préméditée. Bien entendu, la faute ne se réfère pas dans toutes les circonstances à un acte, à un comportement réel. Elle peut aussi bien être une faute purement fantasmatique, imaginaire. Lors de l'apogée du fameux complexe d'Œdipe, par exemple, l'enfant espère voir le parent du même sexe disparaître afin de prendre sa place, jalousement convoitée. De même, il peut souhaiter l'éloignement de sa petite sœur, ressentie comme étant la préférée, afin de jouir, en toute exclusivité, de l'amour maternel.

Lorsque ce genre de fantasmes, parfaitement sains et naturels, vient à se concrétiser par la maladie ou le décès de l'adversaire visé, le lien de coïncidence et de fortuité se transforme dans l'inconscient en une relation de cause à effet : « C'est moi qui l'ai tué(e) ! » L'enfant se croit alors irrévocablement coupable, meurtrier de sa sœur, assassin de sa mère, comme s'il avait magiquement réussi, dans sa toute-puissance, à supprimer de loin et rien que par la pensée son concurrent !

Parmi les trois instances psychiques, le Ça, le Moi et le Surmoi, c'est ce dernier qui constitue le quartier général de la culpabilité. Il joue le rôle du juge interne, du gendarme gardien de l'ordre et de la loi, ainsi que du prêtre représentant de la morale. Le Surmoi incarne la survivance des images et interdictions parentales.

Le sentiment de culpabilité constitue une émotion, un affect ressenti lorsque le sujet commet un délit, transgresse une loi, brise un interdit, bref lorsqu'il enfreint les valeurs ou les règles de conduite générales, relatives dans le temps et dans l'espace. En résumé, dès qu'une limite extérieure fixée par la loi se voit franchie, non respectée, violée, bafouée, le Surmoi déclenche l'alarme, la culpabilité interpelle le Moi et s'empare de lui. Celui-ci, saisi alors par la honte, les regrets et les remords, ainsi que par la crainte du déshonneur et de la punition, cherche à obtenir le pardon et promet de ne plus récidiver.

En revanche, il en va tout autrement en ce qui concerne la culpabilité inconsciente chez le déprimé, aussi bien dans sa vie présente que dans l'Ailleurs et Avant de son enfance. Il est convaincu, en effet, de sa culpabilité sans avoir commis ni même imaginé aucune faute. C'est une culpabilité imaginaire, fantasmatique, qui n'est pas ressentie de façon consciente sous la forme d'un « sentiment de culpabilité ». Tout se passe comme si ce qui arrive de négatif à lui-même et à ceux qui lui sont sentimentalement proches était de son fait et de sa faute, comme si c'était lui qui l'avait provoqué en raison de sa présence funeste. Il lui revient par conséquent la mission exclusive de le réparer. Par exemple, si les parents d'un enfant ne s'aiment pas, s'ils se disputent, s'ils divorcent, si l'un, maltraité par l'autre, tombe malade ou meurt, si le père boit et la mère trinque en sombrant dans la dépression, si un des frères et sœurs a disparu, l'enfant est persuadé que tout cela est de sa faute et qu'il doit faire l'impossible pour pacifier ses parents, les protéger, les guérir, les rendre heureux, comme s'il était parent de ses parents, leur seul thérapeute.

De même, lorsque l'enfant devient lui-même l'objet, la victime directe de l'agressivité, quand il souffre de l'existence d'un père incestueux et violent, d'une mère froide et rejetante, il se croit fautif, coupable de tous ces mauvais traitements. S'il est rejeté, s'il n'est pas aimé, c'est parce que, pense-t-il, il n'est pas aimable, c'est-à-dire indigne d'être aimé, puisqu'il est mauvais, méchant, vilain, repoussant. Dans ces circonstances, ce qui le rend malheureux ne renvoie pas exclusivement à la réalité certes pénible de ces épreuves (mésentente des parents, maltraitance...) mais à la certitude fondamentale de son implication directe, de son impuissance à l'écarter, de sa culpabilité donc, évidemment imaginaire, dans ces drames et turpitudes. Plus l'enfant est petit, plus il vit dans un contexte de fusion et de confusion avec ses proches, sans écart et sans distance, comme du sucre dilué dans l'eau. Il ne jouit d'aucune conscience de son identité propre, limitée, séparée, différente de celle des autres personnes de son entourage. Il est aussi bien lui-même et les autres. Par conséquent, plus il est jeune et plus il baigne dans un bain, dans une atmosphère, dans un écosystème familial où, par-delà les mots et les actes, il perçoit crûment et sans maquillage les vraies émotions qui circulent au sein du triangle père-mère-enfant. Il sait tout, d'autant plus qu'il n'en a nulle conscience, aucune connaissance. Tout désordre, tout dysfonctionnement, qu'il en soit simple témoin ou victime directe, enfle sa culpabilité archaïque alors qu'il est d'une innocence immaculée et virginale. Il s'accuse ainsi inconsciemment de ce qu'il a fait et qu'il n'aurait pas dû faire, de ce qu'il n'a pas fait et aurait dû faire... Interminablement. Il s'accuse plus fondamentalement d'être, d'exister en tant que personne porteuse d'énergies négatives, de la « poisse », disait Odile.

Nous voici donc en présence de deux formes différentes de culpabilité.

Dans la première, classique, familière, consciente, le Moi se trouve face à l'interdit, à la *limite extérieure* qu'il lui est enjoint de ne pas franchir sous peine de représailles. Mais dans la seconde, sans faute de la victime innocente, le Moi est confronté à une *limite interne*, à une impossibilité, à une impuissance, à un « impouvoir » d'être l'enfant idéal capable de guérir magiquement ses parents pour qu'ils puissent continuer à l'aimer, sans condition et gratuitement.

Cette culpabilité provient donc de l'échec du fantasme de la mégalomanie et de la toute-puissance enfantine. La toute-puissance et la culpabilité sont prises dans un cercle vicieux. Plus la première s'intensifie, plus les occasions de se croire fautif et responsable se multiplient. Le sujet ne trouve la paix qu'en prenant conscience de ses limites et en les acceptant. C'est précisément cela que nous appelons savamment en psychanalyse la problématique de la *castration*, laquelle, contrairement aux apparences, n'a rien à voir avec les organes génitaux ni avec la sexualité. L'enfant se croit coupable, alors qu'il est victime, dans la mesure où il se heurte à une limite interne qu'il ne peut dépasser en raison de sa petitesse, de sa faiblesse, de sa chétivité. Il est contraint de subir une maltraitance de manière passive, sans défense. Cela signifie qu'il ne peut absolument rien faire pour que ses parents s'aiment dans leur cœur et dans leur corps afin de lui prodiguer l'amour et la chaleur dont il a besoin comme sève pour croître, à l'image d'une plante. De même, il ne peut rien dire si ses parents, physiquement ou psychologiquement absents, en raison du surmenage professionnel, de la maladie, de la dépression, de la perte d'un enfant, ne s'occupent pas suffisamment de lui. Enfin, il ne peut opposer aucune défense lorsqu'il est agressé, abusé sexuellement, meurtri, abîmé, dans son esprit ou dans sa chair. L'enfant est donc coupable de l'échec de sa toute-puissance, de son impuissance à se faire aimer de façon inconditionnelle, totale et gratuite, coupable d'être contraint à subir la privation d'amour. Ce manque crée alors chez lui un écart considérable entre l'idéal et la réalité ; plus ce décalage est important et plus la déception qui en découle sera considérable. *Toute dépression est une déception.* Il s'agit précisément là du noyau dur de la dépression de l'adulte, rattrapé par l'Ailleurs et Avant de son histoire. Il assiste aussi à la même problématique enfantine du décalage entre la toute-puissance et la réalité, entre l'idéal « inflationné » et son être « péjoré », négativisé. En effet, si le déprimé est déçu de la vie, des autres et de la réalité, c'est parce qu'il est d'abord et surtout déçu de lui-même, de son incapacité à calquer la réalité sur son idéal. Celui-ci renvoie toujours à l'exigence d'une réplétion, d'une complétude narcissique en raison des privations enfantines. Le déprimé refuse que les choses soient comme elles sont, que lui-même soit comme il est, imparfait, non comblé de reconnaissance et d'amour. Il parle toujours d'un « vide » en lui, d'une place non occupée, d'un sentiment d'inutilité. Toutes ces métaphores signalent chez lui une carence narcissique.

Odile souffre précisément de cet écart, de ce creux entre l'idéal et la réalité qu'elle ne peut combler.

J'ai choisi de nommer la seconde forme de culpabilité, celle sans faute de la victime innocente, le *complexe d'Abel.* En effet, je trouve très saisissante cette similitude entre le déprimé et le personnage biblique d'Abel, assassiné par son frère Caïn. En hébreu, *Abel* signifie « buée », c'est-à-dire ce qui est là sans raison, absurde, injustifié, contrairement à *Caïn,* qui signifie « acquisition », celui qui mérite son existence sans justification. De plus, leur mère Ève reste silencieuse et ne fait aucun commentaire lors de la naissance de son second fils Abel, alors qu'elle avait salué celle du premier en déclarant : « J'ai acquis un homme avec l'Éternel. » Caïn était donc désiré par Ève, aimé, préféré à Abel, la buée. Celui-ci fut tué par son frère, sacrifié, sans faute, sans nul péché, en toute innocence, comme les agneaux qu'il élevait, parce qu'il était rejeté, ne disposant d'aucune place dans le cœur et dans la parole maternels. Sa vie devenait désormais « nulle », injustifiée, ainsi que le répète le déprimé.

Abel incarne la figure du déprimé, victime d'une anémie narcissique due au rejet et à l'absence d'amour maternel. En revanche, Caïn personnifie la perversion, le pervers qui, se croyant tout permis, nie toute limite, toute culpabilité et toute éthique, mû par la seule finalité de jouir. Pire encore pour le pervers, le fait de transgresser la loi, de briser l'interdit, de défier la culpabilité et de braver autrui, excitant sa voracité pulsionnelle, devient à lui seul un motif de jouir. Si pour Abel « ce qui est à moi est à toi et ce qui est à toi est aussi à toi », pour Caïn « ce qui est à moi est à moi et ce qui est à toi est aussi à moi » !

Comme on le voit, la différence entre les deux formes de culpabilité est considérable. La seconde forme, celle de la victime innocente, paraît bien plus dévastatrice en raison de son caractère inconscient chez l'enfant qui est incapable de la concevoir, de se la représenter mentalement, de l'exprimer à l'aide de mots – ce qui lui permettrait un soulagement, un délestage.

Il se révèle donc bien plus commode de se frotter à l'interdit extérieur qu'à l'impossible interne. Il est bien plus aisé de se confronter à une jouissance interdite dans la réalité, donc frustrée, qu'à une incapacité d'aimer et d'être aimé, à une castration narcissique. La première forme de culpabilité est susceptible d'être évitée dans la mesure où l'on peut décider, jurer et promettre de ne plus dépasser les limites établies, ou tout au moins d'essayer de les respecter. En revanche, la culpabilité de l'innocent, engendrée par la confrontation à l'impossible, à la castration symbolique, est incontournable.

Il me semble que jusqu'ici l'accent n'a pas suffisamment été mis sur cette seconde forme de culpabilité. Chacun se réfère presque exclusivement à la première qui, tout compte fait, s'avère parfaitement gérable, supportable. D'abord en raison de son caractère conscient et verbalisable. Ensuite dans la mesure où toutes les sociétés humaines « autorisent » implicitement, avec plus ou moins de sévérité, de complaisance, une certaine indocilité face aux règles de la vie en commun et de la morale, relative dans le temps et dans l'espace.

Naturellement, du point de vue de la raison consciente, au regard de la juridiction il n'existe aucune ombre ni aucun doute quant à la rectitude d'Odile, à sa profonde innocuité et innocence. Mais elle est rongée par la seconde culpabilité.

Pourquoi ? Comment une telle inversion se réalise-t-elle ?

Ce renversement se produit dans la mesure où Odile, en tant que petite fille, introjecte et prend à son compte le discours culpabilisant du père à son égard. Tout enfant finit par se regarder et par se juger comme il a été regardé, jugé par le couple parental. Il ne peut s'aimer, se trouver bon, beau et intelligent que s'il s'est senti valorisé dans le cœur de ses parents. Sinon il se forgera une mauvaise image de lui-même, perdra confiance dans sa bonté, beauté et intelligence, en se croyant de surcroît toute son existence coupable de ce qu'il a subi et de ce dont il a manqué.

En outre, ce qui m'a paru bouleversant, c'est que l'on retrouve dans l'histoire transgénérationnelle d'Odile les mêmes scénarios de perte d'enfant.

Ses grands-parents paternels ont mis au monde deux enfants, son père d'abord et un autre garçon. Celui-ci est décédé à l'âge de 8 ans.

Ses grands-parents maternels ont eu, à leur tour, six enfants. Deux sont morts, l'un à la naissance et l'autre à l'âge de 12 ans.

« Comment mes deux grand-mères ont-elles pu continuer à vivre après ces drames ? » s'interroge Odile.

Je dirais, si j'étais superstitieux, que quelque chose comme une malédiction a frappé ces femmes sur trois générations. Je suis persuadé en revanche, en ce qui concerne Odile, qu'elle souffre non seulement de la disparition de son enfant, mais aussi, par empathie, par identification ou par héritage, pour ses deux grand-mères qui ont saigné des mêmes meurtrissures.

Odile me dit que cette interprétation, qui la relie à ses grand-mères dans une communauté de femmes, lui a fait du bien, l'a soulagée en lui enlevant un énorme poids.

Ce qui alourdit la douleur d'Odile, en plus de la perte de sa mère et de celle de sa fille et au-delà de la culpabilité engendrée par elles, est relatif au phénomène de l'inachèvement. Qu'est-ce que cela veut dire ? Cela signifie que la relation d'Odile avec sa mère d'abord et avec sa fille ensuite, en raison de leur disparition brutale, est restée inachevée, lacunaire, incomplète. Odile a vécu dans les deux situations un commencement et surtout une fin brusque, mais pas de milieu, c'est-à-dire pas de roman familial. Le début et la fin se collent l'un à l'autre, fusionnent, ne laissant place entre eux à nul espace de vie tissé d'échanges, de souvenirs, de complicités, de conflits, de plaisirs et déplaisirs : du quotidien, en un mot !

Reprenons l'histoire d'Odile après la perte de sa mère. À 4 ans, elle perd également son père. Celui-ci ne meurt pas, heureusement, mais il décide de se séparer de sa fille en la confiant à une tante, puis à une autre, enfin à de nombreuses nourrices et gardiennes d'enfants. Cet homme sans profession qualifiée précise exerce différents métiers à droite et à gauche, au petit bonheur la chance. Il voyage ainsi d'une ville à une autre, d'une région à une autre, ne rendant visite à sa fille qu'épisodiquement.

Lorsque Odile atteint ses 9 ans, son père décide de se sédentariser et de la reprendre définitivement avec lui, mais psychologiquement il n'est pas plus présent qu'avant.

Odile se trouve souvent seule à la maison, sans personne pour la protéger, sans personne à qui se confier, sans communication et sans échanges.

« Mon père et moi, nous vivions tous les deux sous le même toit, mais chacun confiné dans son coin. Il était plutôt gentil avec moi. Avec lui, je n'ai manqué matériellement de rien. Seulement il n'était pas souvent à la maison, en raison de son travail. Même lorsqu'il était là, on ne se parlait pas. On parlait un peu des banalités, mais on ne se parlait pas. »

Curieusement, Odile n'en a jamais voulu à son père. Encore aujourd'hui, elle ne lui reproche rien, même si elle a souffert de sa défection physique pendant son enfance ainsi que de son absence psychologique durant toute son adolescence.

Bien au contraire, Odile s'en veut à elle-même. Elle se croit coupable.

« J'ai toujours cru que je n'étais pas la fille que mon père aurait voulu avoir. Je n'ai pas réussi à briller dans mes études. Je n'ai même pas terminé mon CAP de secrétariat comptable. Je ne me suis pas mariée avec le genre d'homme qu'il aurait souhaité. Tous les gens autour de lui sont mieux que moi. J'ai dû franchement le décevoir sur tous les points. »

Là aussi Odile se sent fautive, pourtant sans rien avoir fait de mal.

La culpabilité du déprimé s'origine donc d'une part dans la maltraitance dont il a été victime dans son jeune âge, d'autre part dans son incapacité à correspondre à une image idéale, donc dans sa crainte de ne pas être à la hauteur, de décevoir. Odile réunit ces deux caractéristiques.

La culpabilité ne pèse, par conséquent, que sur l'être souffrant, sur la victime innocente, et non sur l'auteur de la souffrance. Odile semble prendre sur ses épaules et éprouver en son cœur, dans le contexte d'une étrange substitution, d'un étonnant déplacement, la culpabilité que son père a bannie de sa conscience.

Ce qui est heureux, c'est que, malgré tout, sans perdre trop de plumes, Odile est parvenue à continuer sa croissance.

À 20 ans, elle décide de quitter la maison paternelle et se met à travailler en tant que caissière dans un supermarché.

Ensuite, assez rapidement, elle tombe amoureuse d'un

militaire. Le couple ne vit pas encore ensemble mais se fréquente régulièrement. Odile est enceinte au bout de quelques mois. Elle l'annonce à son amant. Celui-ci prend peur, hésite, mais finalement décide de rompre et disparaît aussitôt sans laisser de traces. Pourtant, avoir un enfant constituait un désir commun.

Odile est naturellement catastrophée par ce rejet, d'autant plus traumatisant qu'il est brutal, inexpliqué, incompréhensible pour elle. Elle prend seule, après beaucoup d'hésitations et de déchirements, la décision de se faire avorter, se sentant dans l'incapacité d'élever un enfant sans père.

Là encore, Odile, au lieu d'éprouver de l'agressivité et de la colère envers son fiancé immature et irresponsable, ce qui serait parfaitement légitime, s'en veut à elle-même. Elle se reproche, pêle-mêle, d'avoir été enceinte avant le mariage, d'avoir tué la vie qu'elle portait en elle et dont « le Seigneur » lui avait « confié la garde », elle a honte d'avoir enfreint sa conscience morale... Il s'agit là naturellement d'un des mécanismes constants du syndrome dépressif, celui de l'intensification de la culpabilité lorsque le Moi se trouve victime d'une agression physique ou psychologique. Au lieu d'accuser l'extérieur en contre-attaquant, le Moi du déprimé se replie sur lui-même, s'accuse, se maltraite et se condamne.

Deux années plus tard, Odile rencontre un autre homme, dont elle devient amoureuse et qu'elle épouse après quelques mois. La suite de son histoire, vous la connaissez déjà !

Comme on le voit, les racines de la dépression récente d'Odile, nourries par la culpabilité de l'innocente, sont chevillées dans son passé lointain, aussi bien personnel que transgénérationnel, dans un Ailleurs et Avant.

Toute la thématique de son syndrome dépressif fait apparaître cette trame en transparence. La disparition de sa maman à l'âge de 29 ans, le discours culpabilisant de son père la présentant depuis la tendre enfance comme une fille mauvaise et méchante, le rejet physique et affectif qu'il lui fait subir après la perte de sa mère, l'abandon inexpliqué par son amant ainsi que l'obligation de recourir à l'avortement...

Tout se passe comme si la culpabilité, d'autant plus massive et nocive qu'elle est inconsciente, avait transformé Odile à ses propres yeux en une sorte de monstre, d'ange exterminateur ne pouvant plus propager autour de lui que des ondes mortifères et négatives, la désunion, la mort, la désolation...

Vous comprenez mieux maintenant pourquoi Odile avait tant de mal à faire le deuil, même relatif, de sa petite Julie. Je dis « relatif », car aucun parent ne pourra jamais faire totalement le deuil de son enfant. J'ai vu nombre de couples se désagréger à la suite du décès d'un enfant. Chacun, convaincu de sa culpabilité (je ne lui ai pas transmis les bons gènes, je n'ai pas su le sauver, je ne suis pas digne de lui survivre), préfère s'éloigner, comme pour préserver les autres de sa dangerosité imaginaire.

Voilà la raison pour laquelle Odile craignait tant pour la santé et la vie de ses deux autres enfants. Comme si c'était elle qui représentait le seul vrai danger pour eux, elle qui risquait de les tuer ou de les rendre malades.

Souvenez-vous qu'elle avait quitté sa première thérapeute parce qu'elle la trouvait « distante, froide, sans chaleur, comme un glaçon, comme une statue, comme un cadavre » – comme si c'était elle, Odile, qui la dévitalisait, qui la congelait, de par sa présence et son contact.

En fuyant cette thérapeute, Odile fuyait en fait la mort, cette mort en elle dont elle n'arrivait pas, concrètement, à se défaire.

La mort plane dans Odile et autour d'elle, comme une ombre, comme un fantôme. La jeune femme est convaincue de contaminer, de souiller tous ceux qu'elle approche.

Le déprimé porte toujours en lui un cadavre qui le mortifie et par lequel il craint de mortifier tous ceux qu'il touche.

L'accident de la circulation de son second thérapeute, qu'Odile trouvait « vraiment bien, vivant, présent, chaleureux et sympa », lui confirme, s'il en était encore besoin, qu'elle « porte la poisse », comme le lui dit son amie en riant !

Voilà pourquoi Odile s'affole, est paniquée à l'idée de conduire, a peur qu'un autre véhicule, en la doublant, c'est-à-dire en étant proche d'elle, en corps à corps, en côte à côte, parallèle, puisse provoquer un accident fatal. Odile n'est angoissée ni à l'idée de conduire, ni à celle d'avoir un accident, mais à celle de provoquer, de par sa mauvaiseté profonde, par contagion, une série de catastrophes.

C'est aussi le sens de son épouvante lorsqu'elle aperçoit une personne perchée sur une hauteur, un escalier ou un escabeau, inconsciemment persuadée que sa seule présence, par essence maléfique, nuisible et démoniaque, suffira à la faire basculer, à provoquer sa mort.

Odile souhaite depuis quelque temps reprendre un travail. Seulement, elle ne peut concevoir de se séparer de ses enfants, ni de les faire garder par quelqu'un d'autre, surtout par ses beaux-parents.

Récemment, après maintes recherches et réflexions,

elle a décidé de devenir assistante maternelle, la nounou d'antan.

J'ai trouvé cette idée formidable pour deux raisons. D'abord, parce que Odile a réussi à imaginer un bon compromis entre son désir de travailler et celui de ne pas quitter son domicile afin d'assumer elle-même, seule, la garde de ses deux enfants. En second lieu, c'est une façon pour elle de montrer aux autres et à elle-même qu'elle est une bonne mère, bienfaisante, salutaire, charitable, soignante, thérapeute, assistante, aidante.

Cet emploi à domicile, consistant à s'occuper des autres, l'a beaucoup aidée à retrouver confiance en elle, à croire dans sa bonté intérieure. Mais elle n'a pu accomplir ce travail que parce qu'elle est devenue capable de réduire l'intensité de sa culpabilité persécutrice.

Comme je l'ai déjà dit en la présentant, Odile est une jeune femme douée d'une finesse, d'une intelligence affective remarquables. Il ne lui a donc pas fallu longtemps pour réaliser qu'elle s'était toujours regardée et jugée, bien évidemment en mal, à travers le prisme déformant et négatif de son père, qui la qualifiait, non pas de façon directe et claire mais de manière allusive et indirecte, de mauvaise, dangereuse, vénéneuse, funeste et malfaisante, sans pratiquement jamais la rassurer, la narcissiser en lui adressant un compliment.

Cette prise de conscience l'a peu à peu aidée à se dégager du carcan de sa culpabilité imaginaire, qui l'enserrait si fort depuis l'aube de son existence.

Cette libération lui a permis de porter, pour la première fois, un autre regard sur elle-même, cette fois plus authentique, plus réel, plus subjectif, plus personnel, et par conséquent plus indulgent, plus bienveillant et positif.

En d'autres termes, Odile a réussi à se sortir de sa dépression en prenant conscience de la *petite fille coupable* en elle, de son enfant intérieur coupable mais totalement innocent. Cette prise de conscience est indispensable pour la guérison de la dépression puisqu'elle seule permet d'empêcher l'enfant intérieur coupable d'envahir et d'intoxiquer le psychisme tout entier de l'adulte innocent. Le mal-être de celui-ci, son masochisme expiatoire, n'est finalement que le reflet amplifié du mal-à-être de l'enfant intérieur se croyant coupable, responsable du mal qu'il a subi ou hérité du côté de ses ancêtres et parents.

Isabelle :
l'Ailleurs et Avant

Isabelle est une jeune fille de... Lorsque je l'interroge sur son âge, elle me répond qu'elle a 22 ans *et demi*, en insistant sur la demie. Si elle m'avait dit qu'elle en avait 17 ou 18, cela ne m'aurait guère étonné : elle paraît bien plus jeune que son âge réel. Mais pourquoi tient-elle à une telle exactitude ?

En général, les jeunes filles ne sont pas si précises. Sur ce plan, elles restent plutôt approximatives, vagues. Au contraire, elles préfèrent fièrement arrondir les chiffres pour se montrer un peu moins jeunes, un peu plus adultes qu'elles ne le sont en réalité. Ce sont plutôt les femmes d'un certain âge, spécialement après la quarantaine, qui cherchent volontiers à grignoter quelques mois.

Je comprends rapidement que cette méticulosité arithmétique trahit chez Isabelle le refus ou l'anxiété de devenir une adulte. Elle révèle sa volonté de se montrer petite fille, sa difficulté de faire le deuil de son identité ancienne. Cela dit, ma jeune patiente n'arbore nullement une apparence androgyne. Rien dans sa tenue vestimentaire, sa façon de se mouvoir et de s'exprimer ne laisse transparaître un quelconque caractère masculin. Son identité sexuée ne souffre d'aucune ambiguïté. Elle a bien les traits et la physionomie d'une jeune fille, mais semble insuffisamment adulte et femme, achevée, accomplie.

D'ailleurs, elle est habillée de façon extrêmement sobre et classique, sans aucune originalité ni recherche d'élégance ou de fantaisie, ce qui correspond davantage à une préadolescente qu'à une vraie femme.

Enfin, Isabelle zozote comme une fillette, ce qui atténue, éclipse encore plus son côté féminin.

Quel est le motif de la consultation ? De quoi souffre-t-elle ? Voici le récit des circonstances de sa dépression.

Elle vivait depuis cinq ans avec son ami Jacques en concubinage. Ils projetaient de se marier bientôt, d'acheter une maison et d'avoir un enfant.

Mais il y a six mois Isabelle décide, de façon hâtive et unilatérale, de quitter son ami. Elle lui annonce sa résolution et fixe une date. Une fois l'échéance atteinte, elle rassemble toutes ses affaires et part habiter chez sa sœur aînée, Sylviane.

Pourquoi cette volonté de rupture ? Pourquoi ce passage à l'acte impulsif, sans appel et brutal ?

« Jacques n'est pas un garçon méchant. Il est même gentil, très gentil. Il a bon cœur. Il est très généreux. J'ai décidé de m'en aller parce qu'on ne se parlait pas beaucoup. Moi, je lui parlais. Je lui racontais plein de choses, mais lui, il ne réagissait pas, ne me racontait jamais ce qu'il avait fait, enfin pas grand-chose ! On aurait dit qu'il était loin de moi. Il se montrait très rarement tendre, attentionné, câlin. Il ne me disait pas souvent des mots gentils, des paroles douces, romantiques, ne m'embrassait pas. J'avais souvent envie qu'il me prenne dans ses bras, juste comme ça. Il me reprochait d'être collante.

C'était surtout le physique qui l'intéressait quand il s'approchait de moi. Je voulais qu'il m'apprécie, qu'il me dise qu'il m'aimait, que je lui avais manqué dans la journée, qu'il était content de me revoir le soir. Mais jamais rien !

« Les week-ends, il préférait regarder un match à la télé ou faire la bringue avec ses copains. Il y avait tout le temps plein de monde à la maison. Moi, je n'avais pas besoin d'eux. Je voulais qu'on soit ensemble, tous les deux ! Il n'était pas méchant, Jacques, mais des fois, quand il avait bu un coup de trop, il ne se contrôlait plus, il me parlait mal. Alors j'ai pensé m'en aller. En réalité j'ai toujours été amoureuse de lui. C'est mon grand et mon premier amour. En lui disant que j'en avais marre de la vie qu'on menait et en menaçant de le quitter, j'espérais secrètement, au fond de moi, qu'il me retiendrait, qu'il m'empêcherait de partir, qu'il me supplierait même de rester. J'avais envie qu'il me dise qu'il m'aimait et qu'il me promette de changer. Mais, malheureusement pour moi, il n'a pas réagi comme je le souhaitais.

« Je me suis installée, encore plus déçue et blessée, chez ma sœur aînée. Pendant toute la semaine, j'avais les yeux rivés sur l'horloge. Je m'imaginais tout le temps qu'il devait être ici ou là à cette heure-ci, qu'il était en train de faire ceci ou cela, qu'il se rendait à tel endroit. Je ne pouvais pas m'empêcher de penser à lui. Je restais des heures entières collée au téléphone en attente d'un coup de fil de lui qui n'arrivait pas. Au bout d'une semaine, ne recevant aucune réaction de sa part, aucun signe, j'ai paniqué. Je me suis soudain aperçue que j'avais commis là une "énorme connerie". Je me suis mise à regretter ce que j'avais fait. Alors, je lui ai téléphoné. Je lui ai demandé, en pleurant, de me pardonner, d'oublier ma bêtise. Mais il n'a rien voulu entendre. Il m'a dit que je n'avais commis aucune bêtise, que, finalement, j'avais eu raison de m'en aller, qu'on n'était pas faits l'un pour l'autre et que ma décision était sage et juste.

« J'ai beaucoup insisté pour le revoir. Tout de suite il ne le souhaitait pas, mais il a fini par accepter. Ensuite, nous nous sommes revus plusieurs fois. Nous n'avons pas arrêté de discuter. Il ne s'était jamais tant et si bien exprimé. Deux semaines plus tôt il fallait lui arracher les mots ! Là, il n'arrêtait plus de parler. Mais, au bout du compte, il n'y a eu rien à faire. Il ne désirait plus revenir en arrière. Sa décision était prise, ferme et définitive. Lors de notre dernière entrevue, il m'a annoncé, pour enfoncer le clou, que de toute façon il sortait avec une autre femme. C'en était trop pour moi. Je suis rentrée chez ma sœur Sylviane en me disant que le suicide était la seule solution qui me restait.

« J'ai avalé, avant d'aller me coucher, un grand verre de whisky et je me suis coupé les veines avec un gros couteau de cuisine. Ma sœur ne s'en est pas rendu compte. »

Isabelle est transportée à l'hôpital où elle séjourne une quinzaine de jours. Une semaine après son retour chez sa sœur, elle fait une autre tentative de suicide, identique à la précédente. Elle est de nouveau hospitalisée. Quinze jours après sa sortie de l'hôpital, elle décide, sur un coup de tête, de « sortir » avec un des copains de sa sœur et de passer la nuit avec lui. Pourquoi ?

« J'avais besoin de tendresse et de consolation. J'avais envie que quelqu'un me prenne dans ses bras. J'avais peur de rester seule. Je ne voulais pas qu'on me laisse tomber. Je craignais qu'on m'abandonne, qu'on m'oublie. J'étais effrayée à l'idée que plus personne ne s'intéresserait à moi, que je finirais ma vie sans rencontrer quelqu'un. Lorsque je suis seule, c'est comme si je n'existais pas ! »

J'ai été très sensible à cette dernière phrase. Pourquoi Isabelle éprouve-t-elle à ce point le besoin de l'autre pour se sentir vivante, pour exister ? Pourquoi se montre-t-elle tellement dépendante d'une présence physique, n'importe laquelle, interchangeable, indifférente ? Pourrait-on parler d'amour dans ces circonstances ? Non, je ne le crois pas. Le véritable amour est plutôt de l'ordre du désir, non de celui du besoin, comme le sommeil ou la faim, un besoin qu'il serait impossible de frustrer au risque de mettre sa vie en péril. Ce qui caractérise le désir, c'est la gratuité. On ne peut aimer vraiment quelqu'un que si l'on n'a pas un besoin vital de lui, comme on aurait besoin d'une béquille ou d'un tuteur pour marcher. Le vrai désir n'est pas obligé de se réaliser. Il est possible de s'en passer, de le retarder, de le sublimer, il n'est pas destiné à boucher un trou existentiel, à colmater un vide identitaire.

Après cette brève aventure impulsive et sans lendemain avec le copain de sa sœur, Isabelle sombre dans un état dépressif sérieux malgré un traitement antidépresseur. Elle a le sentiment de se trouver au fond de l'abîme. Elle rumine sans cesse des idées noires relatives aux différentes formes possibles de suicide, celui-ci apparaissant à ses yeux comme la solution ultime pour ne plus souffrir. Elle n'a plus goût à rien. Elle s'alimente de moins en moins et perd cinq kilos en un mois. Son sommeil devient agité, entrecoupé de cauchemars dont elle ne se souvient plus au réveil. Plus elle dort, plus elle se sent fatiguée et moins elle a le moral.

Comment comprendre le sens de cette dépression ?

La règle des deux A

Isabelle est convaincue, comme tous les déprimés, qu'elle est malheureuse parce que Jacques l'a abandonnée. Mais une dépression n'est jamais occasionnée, créée de toutes pièces par le choc réel subi dans l'ici et maintenant, appelé le facteur déclenchant (un licenciement, la découverte d'une infidélité...). En réalité, ce facteur ne fait que dévoiler, ramener à la surface de la conscience une dépression ancienne nichée dans l'Ailleurs et Avant de l'enfance. Ce mécanisme constamment présent dans la dépression, je l'ai baptisé la « règle des deux A » (Ailleurs et Avant).

Autrement dit, on assiste dans la dépression de la femme à l'irruption du passé dans le présent ; celui-ci est envahi par le surgissement inattendu et brutal des souffrances enfantines refoulées depuis l'âge le plus tendre. Si la femme déprimée se ressent si dramatiquement touchée, effondrée, affligée, anéantie même par ce qui vient de la frapper ici et maintenant, au point de séquestrer sa libido en la mettant en état de torpeur et d'hibernation, c'est parce que ledit traumatisme s'est connecté dans l'inconscient à des souffrances anciennes porteuses du même sens. Pour le dire encore plus clairement, une perte, une déception, une agression, une blessure, une offense, un échec, une contrariété, un ennui, une épreuve, dans tous les domaines de la vie – santé, amour, finances, travail, amitié, enfants, parents –, ne peuvent avoir un impact destructeur que s'ils réveillent, en replongeant le couteau dans la même plaie, les épreuves de même nature et de même sens endurées dans l'Ailleurs et Avant de l'enfance. C'est la raison essentielle pour laquelle on retrouve invariablement dans le passé nombre de traumatismes psychologiques. Soit, en premier lieu, la femme a été le témoin impuissant de la violence dans son environnement familial proche (mésentente du couple parental, décès d'un petit frère ou d'une petite sœur, dépression, chômage ou maladie d'un des parents...). Soit, en second lieu, elle a été personnellement visée par la maltraitance (enfant non désiré, abandonné, victime de maltraitance physique ou psychologique, d'inceste, d'attouchements sexuels...).

Bref, la dépression de l'adulte signifie qu'il se voit rattrapé par une histoire qu'il croyait à jamais derrière lui, voire effacée, oubliée, gommée de sa mémoire. Le serpent se mord la queue en quelque sorte. Par conséquent, le facteur déclenchant ne doit pas être confondu avec l'origine et la cause de la dépression. Il ne fait qu'ouvrir les vannes à un raz de marée existant depuis longtemps déjà mais maîtrisé, retenu jusque-là par les digues de défense.

Malgré cela, souvent le déprimé croit dur comme fer que sa souffrance actuelle renvoie à un manque ou à une perte réelle, concrètement réparable. Il est convaincu, par exemple, qu'il a perdu le sens et le goût de la vie ainsi que toute envie depuis qu'il a été abandonné, trahi par sa bien-aimée, ou depuis qu'il a été licencié. Ainsi, il est persuadé qu'il sera tout à fait rétabli dès que son emploi ou son amour lui sera restitué.

Cette manière d'amalgamer l'origine et le facteur déclenchant de la dépression semble présenter deux bénéfices secondaires. Elle permet, en premier lieu, de se rassurer un peu en dénonçant une source, une raison précise, concrète ayant motivé la douleur – l'angoisse risque de se transformer en panique lorsqu'on ignore d'où vient le mal. Elle vise, en second lieu, à réconforter la personne déprimée en lui donnant l'espoir de pouvoir réparer un jour la perte et le manque (« Je serai à nouveau heureuse quand mon mari reviendra ou lorsque je trouverai un travail »).

Isabelle n'est donc pas déprimée parce que Jacques ne veut plus d'elle. Alors, pourquoi ? Il nous faut chercher dans son passé. Elle accepte de me le raconter en me prévenant que son histoire n'a rien d'extraordinaire, qu'elle est sans intérêt et ressemble à beaucoup d'autres !

Le père d'Isabelle est âgé de 57 ans. Il est comptable dans un supermarché. Sa mère a 52 ans et n'a jamais travaillé. Ses parents s'entendent plus ou moins bien, plutôt bien maintenant, plutôt mal avant. Pourquoi ? Parce qu'elle a entendu dire que, lorsqu'elle était petite, son père buvait et frappait sa mère. Isabelle n'a conservé aucun souvenir de leurs disputes. Elle n'a jamais vu son père ivre ni maltraitant.

En ce qui concerne ses relations avec ses parents, Isabelle dit qu'il n'y a rien à signaler, qu'elles ont toujours été « normales ».

Que signifie ce terme ?

« Je m'entends bien avec eux, sauf que je suis un peu plus proche de mon père que de ma mère. C'est "normal" pour une fille, non ? Avec elle, il y a comme une distance, comme une barrière. Elle ne me parle pas beaucoup, n'est pas très câline, tendre, attentionnée. Elle demande rarement de mes nouvelles, ne m'appelle presque jamais, comme si je n'existais pas pour elle. Remarquez, je n'en souffre plus vraiment, je m'en fous même un peu maintenant. J'en ai l'habitude. C'est comme cela depuis mon enfance. »

C'est un réflexe habituel chez Isabelle que de banaliser son roman familial en qualifiant les rapports avec ses parents de « normaux ». De même, elle banalise son histoire, sa biographie, en affichant de l'indifférence ou en prétendant qu'elle n'en souffre plus ou pas. L'expérience clinique m'a démontré maintes fois qu'il s'agissait là d'un comportement de défense et de fuite face aux blessures non cicatrisées, face aux émotions brûlantes qui font encore mal et que l'on cherche à mettre à distance.

En tout cas, je trouve, à ce stade du récit, deux faits très saisissants, malgré la persistance d'Isabelle à les qualifier de « normaux » et de « banals ».

En premier lieu, le père d'Isabelle est un ancien alcoolique. Une écrasante majorité des jeunes femmes qui ont vécu avec un père éthylique dans leur enfance épousent à leur tour, à l'âge adulte, un homme soit alcoolique, soit susceptible de le devenir tôt ou tard. Il en va de même pour les femmes battues, souvent victimes dans leur enfance des brutalités de leur père ou témoins impuissants de violences contre leur mère. Jacques, l'ex-compagnon d'Isabelle, était devenu buveur et maltraitant comme son père.

En second lieu, il me paraît évident qu'Isabelle évoque de la même façon, pratiquement avec le même vocabulaire, le comportement de sa mère à son égard et celui de son ex-compagnon. Ils sont décrits tous deux comme « distants, pas câlins, pas bavards, froids, non attentionnés... ». De plus, Isabelle ressent dans les deux situations la même sensation – « Comme si je n'existais pas ! ».

Je lui fais part de mon sentiment. Au bout de quelques instants de silence, Isabelle se met à pleurer, d'abord en sourdine, en se réprimant, puis de façon de plus en plus bruyante, à chaudes larmes, en suffoquant. On croirait un nourrisson éjecté du ventre ou arraché du sein maternel. J'avoue que je ne m'attendais nullement à ce que mon interprétation suscite un tel torrent.

« Qu'est-ce que vous ressentez tout de suite ? »

Isabelle ne peut me répondre. Sa voix est coupée par le flot émotionnel. Elle déclare néanmoins au bout de quelques longues minutes, en zozotant plus fort que d'habitude : « Je ne sais pas pourquoi je pleure. Je n'arrive pas à exprimer clairement ce que je ressens. Ça fait longtemps que je n'avais pas pleuré comme ça. J'ai mal. Je ne comprends pas. »

Lors de la séance suivante, Isabelle me dit, à peine installée :

« Lorsque je suis sortie de chez vous la dernière fois, j'ai appelé ma mère et j'ai demandé à la rencontrer. C'est bien la première fois que je ressentais l'envie de lui parler de moi. Avant je l'appelais ou j'allais la voir un peu à contrecœur, plutôt par devoir. Mais là quelque chose d'irrésistible me poussait vers elle. Je voulais qu'on se parle. Quand je suis arrivée, c'est elle qui m'a ouvert la porte et m'a accueillie, contrairement aux fois précédentes. Elle était souriante, comme si elle était contente de me voir. Elle m'a embrassée et m'a serrée chaleureusement dans ses bras. J'étais surprise par ce changement d'attitude que je ne m'expliquais pas. Elle m'a proposé de nous asseoir dans la cuisine et m'a offert à boire. Mon père ne se trouvait pas là.

« Je me suis mise à pleurer, je ne sais pas pourquoi. Je lui ai dit, pêle-mêle, tout en pleurant, que je n'allais pas bien, que j'étais déprimée parce que Jacques m'avait laissée tomber, que j'avais fait deux tentatives de suicide et que j'avais commencé une psychothérapie. Je n'avais pas encore fini de parler que ma mère s'est mise, elle aussi, à pleurer, en me prenant dans ses bras. Elle m'a dit : "Tout ce qui t'arrive, ma fille, c'est de ma faute. J'en suis la seule responsable." Je ne comprenais pas. Elle m'a révélé alors des tas de choses de mon histoire que je ne connaissais pas.

« Ma mère, lorsqu'elle était enceinte de moi, avait déjà quatre enfants, deux garçons et deux filles. Elle ne voulait pas du tout d'une cinquième grossesse. À l'époque, mon père était alcoolique, souvent absent de la maison, maltraitant et tyrannique. Elle n'était aidée par personne pour élever ses quatre enfants. De plus, elle manquait de confort et d'argent. Au cours de sa grossesse, ma mère a tenté de se suicider, comme moi, en se coupant les veines. Elle a été hospitalisée deux semaines en psychiatrie. En sortant, elle a cherché à provoquer une fausse couche en sautant sur les marches de l'escalier en pierre. Mais ça n'a pas marché. D'après elle, je ne voulais pas la quitter : je suis restée bien accrochée. Ensuite elle s'est résignée. L'accouchement s'est très mal passé. Elle a dit que je ne voulais pas sortir de ma cachette. Toutes les deux, on a failli mourir.

« Après ma naissance, sa dépression s'est aggravée. Elle a été pendant plus de quatre mois hospitalisée. Tous mes frères et sœurs ont été placés dans des familles d'accueil. Moi, j'ai été confiée à une nourrice du quartier qui venait elle-même d'avoir un bébé. Je n'ai pas vu ma mère pendant six mois, pas une seule fois. Mon père emmenait mes autres frères et sœurs lui rendre visite à l'hôpital, mais pas moi, j'étais trop petite.

« Ensuite, elle est revenue à la maison et mes parents m'ont récupérée. Je suis donc entrée, à 6 mois, dans une famille où je ne connaissais personne.

« D'après maman, pendant assez longtemps, je l'ai repoussée. Je pleurais quand elle s'approchait de moi.

Je ne voulais pas aller dans ses bras. Je refusais qu'elle me donne à manger. C'est ma grande sœur Sylviane qui s'occupait de moi. Plus tard, je disais que j'avais deux mamans ; ma mère, que j'appelais "maman une", et "maman deux", c'était Sylviane. Je ne me souviens plus du tout de cela. Je comprends mieux maintenant pourquoi je n'ai jamais été proche de ma mère, pourquoi je ne lui faisais pas de confidences. C'était la première fois que j'avais un dialogue avec elle.

« Quand ma mère parlait, j'avais beaucoup de peine pour elle. Elle me révélait pour la première fois une histoire, la mienne pourtant, que je ne connaissais pas. Mais en même temps je me sentais bien, soulagée, comme si on venait de m'enlever un fardeau ou que l'on fasse crever un abcès. D'un côté j'en voulais à ma mère de m'avoir si longtemps dissimulé mon enfance, mais d'un autre côté j'avais envie de la remercier pour ces aveux. Je le lui ai dit. Elle m'a répondu qu'elle regrettait beaucoup ce qui s'était passé, mais que c'était pour me protéger qu'elle cherchait à effacer ces périodes noires et qu'elle ne voulait pas remuer le couteau dans la plaie. »

Nous saisissons peut-être un peu mieux maintenant pourquoi Isabelle s'évertue constamment à banaliser ses liens avec sa mère et son histoire. Plus celle-ci a été vécue de manière tragique, plus les mécanismes de défense s'ingénient à la présenter comme insipide.

Au cours des séances suivantes, Isabelle, comme une étudiante engagée dans un travail de recherche, ou comme une détective fière des progrès de son enquête, ramène d'autres morceaux du puzzle familial, reconstitué grâce aux révélations maternelles.

Ce phénomène est très habituel pendant une psychothérapie. Lorsque l'un des membres de la famille accepte de se pencher sur son histoire, il introduit un élément salvateur et dynamisant dans la torpeur familiale, encourageant les autres à s'interroger, à se raconter et à se regarder dans le miroir. Comme si chacun, jusqu'ici claquemuré, séquestré dans les non-dits et le mutisme, n'attendait que cela. L'obstacle est levé. Le verrou saute et les langues pétrifiées parlent enfin, deviennent vivantes.

Le motif du silence semble être invariablement le même. Il est toujours relatif au souci d'éviter de faire du mal ou de la peine, de ne pas provoquer des conflits, afin de conserver une harmonie factice, illusoire.

Au fond, contrairement à l'opinion répandue, le mal-être et la souffrance ne proviennent pas du dévoilement d'un secret, fût-il de taille, mais au contraire de la dissimulation, du camouflage, de la feinte, du mensonge.

Le déprimé est mal dans sa peau non parce qu'il a découvert la vérité, mais parce qu'il l'ignore dans la clarté de la conscience, tout en la pressentant, en étant possédé par elle au niveau inconscient.

Le vrai tumulte, le désordre fondamental naissent de ce décalage entre l'omniscience de l'inconscient et l'inconnaissance du conscient.

Grâce aux progrès de sa thérapie, Isabelle va pouvoir enfin relier ces deux niveaux afin d'éclaircir les secrets de sa propre histoire, entendre ce qu'elle savait depuis toujours sans le savoir.

Isabelle n'est pas la seule à avoir été abandonnée physiquement et psychologiquement par sa mère. Celle-ci a subi, avant elle, le même traumatisme, le même dommage, bien que l'une et l'autre n'aient pas vécu des événements existentiels semblables. Le thème de l'abandon, qu'il s'agisse de la réalité ou du fantasme, est une plaie transgénérationnelle béante qui se reproduit d'une génération à l'autre par d'obscures voies.

« Lorsque ma grand-mère s'est mariée, elle se trouvait déjà enceinte d'un homme dont elle était amoureuse, mais qui l'avait laissée tomber dès qu'il avait appris sa grossesse. Ses parents l'ont alors mariée de force, malgré son opposition, à un vieux garçon qui demandait depuis longtemps, mais sans succès, à l'épouser.

« Personne d'autre n'était au courant de ce secret inavouable. Ma grand-mère a accouché d'une fille qui, portant le nom de mon grand-père, a ignoré longtemps la vérité sur son origine paternelle. Le deuxième enfant était un garçon, légitime celui-là. Ensuite ma grand-mère a donné naissance à ma mère et enfin à une dernière fille.

« Mon grand-père n'affectionnait pas sa "première fille", la demi-sœur de ma mère, la "bâtarde", non issue de lui. En revanche, il chérissait ma mère, sa vraie première fille. De son côté, ma grand-mère préférait sa fille aînée, fruit de son amour de jeunesse, et rejetait ma mère, d'autant plus qu'elle était la "chouchoute" de son mari et donc la rivale de sa fille aînée. Pour cette raison, ma grand-mère cherchait, à chaque fois qu'elle le pouvait, à éloigner ma mère de son père. Elle la confiait souvent et pour de longues périodes à sa propre mère, c'est-à-dire à mon arrière-grand-mère maternelle. Ma mère m'a dit qu'en fait elle aussi avait eu deux mères, la sienne propre et sa grand-mère, qui s'est beaucoup occupée d'elle. Lors de son décès, ma mère a eu le sentiment de perdre sa "vraie mère". »

Ce que je trouve pathétique et poignant dans ce récit, c'est la similitude entre les deux histoires. Isabelle s'est vue victime d'un rejet maternel tout en étant proche de son père, selon le même scénario que sa mère rejetée elle aussi par sa propre mère, mais aimée du père. Il s'agit dans les deux générations de la répétition, de la réédition du même modèle, de l'héritage de la même trame.

En général, ceux qui sont portés par le fantasme d'avoir eu deux mères ou deux pères sont ceux qui ont plutôt manqué de la chaleur maternelle ou qui ont été insuffisamment protégés par le père. Qui croit avoir eu deux pères ou deux mères cherche à signifier qu'il a été orphelin.

Finalement, les parents d'Isabelle ne se sont pas beaucoup occupés d'elle, alors que dans pratiquement toutes les familles la « petite dernière » est choyée...

Voilà qui nous aide à appréhender la nature des liens qu'Isabelle a entretenus avec son ex-compagnon Jacques, ainsi que les motifs profonds de sa dépression et de ses tentatives de suicide à la suite de la rupture amoureuse qu'elle a elle-même provoquée.

Au fond, Isabelle est restée psychologiquement immature, petite fille. C'est certainement pour cette raison qu'elle zozote. C'est aussi pour cela qu'elle demandait à Jacques de tenir auprès d'elle une place, non pas d'homme ou de mari, mais surtout de mère. Elle cherchait à satisfaire avec lui son besoin de fusion, de symbiose, d'union, de douceur, de chaleur et de tendresse, non assouvi par sa mère. Une telle interprétation, *a priori* étrange, mérite quelques éclaircissements.

Le nourrisson humain, contrairement au petit animal qui, à peine sorti du ventre maternel, se met à courir sur ses quatre pattes, naît toujours, même après neuf mois d'heureuse gestation, prématurément. L'accouchement ne met pas fin à la grossesse, qui perdure, de manière extra-utérine, bien après la naissance.

Les enfants qui grandissent de façon saine et harmonieuse, et qui parviendront plus tard à jouir d'une autonomie psychique, se recrutent parmi ceux qui ont pu faire le plein de cette fusion, vivifiante en son lieu et en son temps.

La privation de cette couvaison originaire par la poule mère se traduira par des troubles de croissance, et donc par des failles dans l'organisation narcissique de l'enfant. Celui-ci, une fois adolescent et adulte, aura beaucoup de mal à s'aimer. Il souffrira d'une mauvaise image de soi, manquera de confiance en lui-même parce qu'il n'aura pas été suffisamment nourri d'amour et de tendresse fusionnelle au moment où il en avait un besoin vital. Par exemple, il sera timide, bloqué dans l'expression de ses émotions, immature, infantile, pataugeant sans cesse dans des scénarios relationnels d'abandon et de dépendance. Il restera à jamais fixé, vissé aux périodes de sa vie qui n'auront pas été pleinement savourées, vécues, qui auront été « sautées ». Cela freinera son évolution, l'empêchera de se détacher de ses parents, contrecarrant son accession aux niveaux supérieurs de l'existence.

Toutefois, chez Isabelle, la vraie perturbation ne renvoie pas uniquement à un manque, à un déficit, à une insuffisance quantitative d'amour et d'enveloppement, mais à leur signification inconsciente. L'amour n'a pas de poids, de longueur ou de surface que l'on pourrait mesurer. Il n'est pas une matière, une substance dosable, à distribuer selon les nécessités et la demande, comme un médicament, sur ordonnance.

Toute réalité n'a d'impact et d'importance qu'en fonction de son sens. De quel sens est-il question ici ?

La dépression s'origine toujours dans une culpabilité fondamentale. Isabelle est déprimée, elle cherche à se donner la mort parce qu'elle est coupable. Mais de quoi ? Qu'a-t-elle fait de mal ?

L'enfant intérieur coupable

Au fond, Isabelle, comme tout être humain, renferme deux personnes ; il y a en elle deux compartiments, l'un occupé par l'adulte qu'elle est aujourd'hui, l'autre par son enfant intérieur.

On pourrait illustrer cette idée en utilisant les images de la poupée russe et de l'oignon. Chaque poupée en contient une autre plus petite, chaque pelure en couvre une autre plus jeune. Aucune étape de la vie ne disparaît. Toutes les phases se superposent, formant un hélicoïde, la base et le sommet étant reliés par l'axe. Tout ce qui fut sera toujours !

Le compartiment adulte abrite la conscience et la réflexion, la capacité d'opérer des choix et de prendre des décisions en tenant compte aussi bien de la réalité que de ses propres intérêts. De plus, l'adulte est capable de se contrôler, de patienter en se projetant dans l'avenir. Il peut enfin aimer, se reproduire, se protéger contre les dangers qui le guettent, jouir le mieux possible des plaisirs que lui offre la vie.

Le second compartiment abrite l'enfant, son enfant intérieur, son passé, sa mémoire, son Moi ancien, antérieur, intérieur, son inconscient, son âme, les premières pages de son livre d'histoire.

Mais l'enfant intérieur représente aussi et surtout la vitalité, l'élan vital de l'adulte, sa libido, son réservoir d'énergie, son moteur, sa force concentrée, la quantité d'eau et de nourriture dont il disposera toute sa vie sur la trajectoire de sa croissance psychique. Dans ce sens, l'enfant intérieur ne renvoie pas seulement à l'enfance, c'est-à-dire à la mémoire, à une période révolue, passée, dépassée, finie, éventuellement oubliée de l'existence. Il restera toujours le phare, le guide, la sève, orientant l'itinéraire et le destin. L'adulte se croit certes chez lui et maître à bord, dans la mesure où c'est lui qui agit, mais au fond c'est l'enfant intérieur qui lui insuffle à la fois le désir et l'énergie.

Cela signifie que l'état de santé psychique de l'adulte, sa facilité ou sa difficulté à s'autoriser le bonheur dépendent de ceux de son enfant intérieur, son pourvoyeur d'énergie, son détenteur de provisions, sa source. L'image, bonne ou mauvaise, que l'adulte se fait de lui-même, la façon dont il se juge, la manière dont il se comporte à l'égard de la vie et des autres lui sont dictées par l'enfant intérieur. C'est toujours ce dernier qui parle, qui ressent, qui gémit ou qui jouit à travers les yeux et la bouche, le cœur et le corps de l'adulte. Celui-ci ne peut donc disposer d'une bonne image de lui-même que s'il a vécu une enfance heureuse, ce qui ne signifie pas exempte de toute épreuve, mais saine, dans la sécurité, la vérité et l'amour. La dépression de l'adulte dévoile la détresse de l'enfant intérieur, malheureux en raison de son écrasement par une culpabilité massive, celle d'avoir manqué d'amour en son lieu et en son temps, celle d'avoir été témoin ou victime de maltraitance, celle enfin occasionnée par l'héritage transgénérationnel. C'est, encore une fois, la raison pour laquelle il serait impensable qu'un traumatisme réel, si puissant soit-il, parvienne à engendrer à lui seul une dépression.

Ce n'est donc pas seulement Isabelle qui a mal, qui pleure, qui saigne ou qui cherche à mettre fin à ses jours, mais, à travers elle, son enfant intérieur coupable, en détresse, en agonie. C'est là que le passé et le présent se rejoignent, se confondent, se télescopent, s'amalgament. La rupture sentimentale a donc réveillé la petite Isabelle en état de détresse libidinale.

L'expiation et la quête de l'innocence

Si le petit humain a eu la chance de naître et de grandir dans un milieu sain et sécurisant, avec des parents qui s'aiment et qui l'aiment, qui respectent les places et les différences, s'il n'a pas vécu trop d'épreuves traumatisantes, en un mot si son *complexe d'Abel* n'a pas été exagérément engraissé, il pourra aborder l'adolescence, et plus tard l'âge adulte, avec optimisme, dynamisme, ouverture d'esprit et bienveillance. Il aura confiance en lui car il disposera de provisions libidinales en quantité suffisante. Dans le cas contraire, sa croissance psychologique se verra hypothéquée dans une mesure proportionnelle à l'importance et à la gravité des traumatismes subis, et donc de sa culpabilité. Si celle-ci s'avère trop lourde en raison de dysfonctionnements graves et répétitifs au sein du triangle père-mère-enfant, ce dernier risque de s'exposer de manière précoce aux diverses difficultés contrecarrant son cheminement : psychose infantile, retard considérable dans le langage et l'intelligence, troubles majeurs du comportement et de l'adaptation, instabilité, immaturité affective...

Toutefois, en dehors de ces perturbations graves, par chance limitées, le petit humain continue, la plupart du temps, sa croissance. En cas de traumatisme psychologique dans la petite enfance, toute la libido enfantine ne se trouve pas en bloc séquestrée, figée, même si elle est entaillée de manière plus ou moins conséquente en fonction de l'importance de la culpabilité. Ce sont heureusement toujours les forces de vie qui prédominent. L'enfant commence donc à parler, fréquente l'école, apprend à lire, à écrire, s'amuse, avec plus ou moins de facilités, de motivation et de gaieté selon les traumatismes essuyés. Mais, condition essentielle, il a besoin pour ce faire de recourir au mécanisme de refoulement de la culpabilité. Sinon, celle-ci empêcherait tout travail d'édification psychique à un âge décisif de l'existence. Ce mécanisme apparaît donc à ce stade comme salutaire, nécessaire, protecteur, aidant. Il parvient à éloigner la culpabilité, mais aussi et surtout à empêcher le sentiment, la sensation, l'idée, l'émoi de la culpabilité de pénétrer dans le champ de la conscience.

Évidemment, la culpabilité ainsi refoulée ne disparaît pas pour autant. Elle se trouve seulement cachée, recluse, tenue en laisse dans un coin des catacombes de l'inconscient. De plus, cette opération vise dans la foulée l'ensemble des autres émotions et fantasmes qui bercent ou agitent le psychisme de l'enfant : anxiété, désirs, colère, jalousie, envie, agressivité, peur de l'abandon... Il s'agit là aussi d'un mécanisme positif, soulageant le psychisme qui, autrement, se verrait envahi et encombré par une effervescence émotionnelle qu'il ne serait nullement en mesure de gérer, et cela hypothéquerait sérieusement son évolution psychique.

Seulement, cet univers fantasmatique et émotionnel refoulé ainsi que tous les désirs et les souffrances non exprimés, loin de s'effacer, continuent eux aussi à s'accumuler, à s'amonceler dans l'inconscient, à fusionner entre eux pour former une masse épaisse. Celle-ci, après un entassement de plusieurs années, finit par peser lourdement sur les épaules de l'adulte. Le mécanisme de refoulement qui aidait naguère l'enfant à aller de l'avant en élaguant sa route libidinale se transforme, à l'âge adulte, en un carcan qui l'appauvrit et le handicape. C'est la raison pour laquelle la personne déprimée prononce souvent des phrases telles que : « Je n'en peux plus », « J'explose comme une cocotte-minute », « J'ai accumulé sans rien dire pendant des années », « C'est la goutte qui fait déborder le vase », etc.

Cet amas, ce magma constitué par toutes sortes de fantasmes et d'émotions refoulées ne reste donc pas éternellement inactif et silencieux. Il continue à se développer, à bouillonner dans l'inconscient, attendant le jour J du facteur déclenchant. Ainsi apparaît enfin à la surface du conscient la dépression, mise en sommeil depuis l'âge le plus tendre. Voici pourquoi je soutiens que la dépression constitue également une chance dans la mesure où elle permet au sujet, où elle lui enjoint même, de se regarder en face, de s'écouter enfin, en mettant fin à sa grève de la parole pour laisser exprimer les émotions emprisonnées dans l'obscurité et le silence.

Chez ma jeune patiente, l'abandon a mis au jour la culpabilité de son enfant intérieur.

Isabelle se considère donc inconsciemment comme coupable de tout ce qu'elle a subi en matière de violence : les tentatives de suicide, les tentatives d'avortement, la dépression de sa mère lorsqu'elle se trouvait dans son ventre, le risque de mort à l'accouchement, la rupture de la fusion dès la naissance, la disparition de la mère en raison de son hospitalisation, l'exil chez une nourrice durant les six premiers mois de son existence, l'alcoolisme de son père et la maltraitance envers sa mère...

Tout se passe comme si la venue d'Isabelle sur terre avait mis le bonheur et l'harmonie de ses parents en danger. Elle a donc mérité d'être punie en étant écartée de la famille, parce que tout ce qui n'allait pas était de sa faute ; elle est funeste, maléfique, mortifère, porteuse de malheur, mauvaise.

Cette culpabilité est d'autant plus puissante et dévastatrice qu'elle a été empêchée d'être dite en mots, exprimée, donc d'être ressentie et de devenir un sentiment conscient.

Précisément à partir du moment où Isabelle peut avoir accès, grâce aux révélations maternelles, aux secrets et aux non-dits de son histoire, elle ressent un grand soulagement. Elle réalise que sa dépression n'a pas été déclenchée par le fait que son ami Jacques n'a plus voulu d'elle. Elle comprend que cette rupture, qu'elle a d'ailleurs elle-même provoquée, jouant avec le feu, la renvoie à une autre rupture, celle avec sa mère, première, précoce, primordiale, originelle.

Le conscient croit parfois avoir commis une « bêtise », pour reprendre l'expression d'Isabelle, mais au fond il n'a fait qu'obéir à une consigne salutaire de l'inconscient. « Tout ce qui arrive est pour le bien », c'est-à-dire nécessaire, utile et comportant un message, un sens.

Il est plus que certain d'ailleurs, dans cette optique, que si Isabelle ne déprimait pas à 22 ans *et demi*, elle déprimerait plus tard, déstabilisée par un quelconque autre agent déclenchant. Chacun se voit, un jour ou l'autre, rattrapé par son histoire.

Et puis Isabelle me dit, après plusieurs séances intenses, riches en émotions et en découvertes, qu'elle se sent guérie, que Jacques hante moins ses pensées et surtout qu'elle n'en souffre plus.

J'ai été naturellement très impressionné par le déroulement de cette psychothérapie particulièrement courte. Je pensais jusque-là que seuls quelques illustres et ingénieux collègues avaient la chance de connaître de tels cas rarissimes dans leur carrière. Cette rapidité a aussi éveillé ma méfiance et m'a fait craindre une rechute inopinée.

En réalité, le psychanalyste ne maîtrise pas toujours le déroulement d'une cure. Celle-ci lui échappe quelquefois, dans le bon ou dans le mauvais sens, indépendamment de son savoir, de son écoute et de sa compétence.

Le cas d'Isabelle m'a démontré encore une fois que la dépression survient paradoxalement pour aider à guérir quelqu'un qui est déjà et depuis longtemps malade, mais sans le savoir. Il serait donc aberrant de prétendre la guérir, puisque c'est elle qui guérit le Moi. Elle n'est pas un poison, mais l'antidote qui soigne le mal d'où peut surgir un grand bien.

Sans sa dépression, Isabelle n'aurait jamais eu accès aux secrets de son histoire. Elle aurait continué à vivre, à survivre plutôt, pendant des années dans des relations infantiles et bancales de dépendance avec des hommes-béquilles de qui elle aurait exigé qu'ils remplissent la fonction de maman, le rôle chaleureux et enveloppant que celle-ci n'avait pas pu jouer en son temps. Isabelle n'aurait, sans l'aide de sa dépression, jamais pris conscience de l'existence de deux Moi en elle, l'adulte et l'enfant coupable bien qu'innocent.

Naturellement, du point de vue de la psychologie inconsciente, il est parfaitement sain que la femme recherche dans sa relation à l'homme une dimension maternelle, maternante. Isabelle ne représente pas un cas unique. Cette idée exige quelques développements.

Le besoin de retrouver la mère dans le conjoint n'a jusqu'ici pas suffisamment attiré l'attention des spécialistes du couple. Lorsqu'il l'a fait, il a été un peu trop hâtivement interprété comme étant la survivance d'une fixation à la mère, comme le symptôme d'une régression, d'une immaturité affective. Mais je suis convaincu pour ma part qu'il s'agit d'une quête parfaitement légitime et saine.

Pourquoi ? Parce que *le désir féminin est pluriel.* Il n'aspire pas à se satisfaire, de façon monolithique et homogène, à travers une seule et même fonction, une seule modalité. L'homme représente certes pour la femme, et de façon privilégiée, un être sexué, un mari, un mâle. Mais il symbolise en outre pour elle un père, un frère, un amant, un ami, un enfant, et également une mère, qu'elle voudrait attentionnée et tendre. Une femme ne peut s'épanouir que si l'ensemble de ses besoins se voient rassasiés au sein du couple.

Ceux-ci forment un tout, ils sont solidaires, complémentaires et indissociables. Il n'existe aucune incompatibilité ou hiérarchie de valeurs entre eux. La femme demande à l'homme la reconnaissance et la satisfaction de toutes ses attentes. Elle souhaite l'assouvissement de la totalité multiple, plurielle de ses demandes inconscientes, nullement contradictoires. Elle réclame du compagnon qu'elle aime et qu'elle désire qu'il pianote pour elle sur toutes les notes du clavier, parfois plus sur l'une que sur l'autre, en la faisant flâner dans toutes ses aires libidinales. Elle voudrait que l'homme puisse la dominer, lui donner des limites et la protéger comme un père, la conquérir, la reconquérir et lui faire l'amour comme un amant, la rendre mère en lui donnant des enfants comme un mari, échanger avec elle comme un ami, partager avec elle une complicité fraternelle, et aussi remplir une fonction maternelle, enveloppante, chaleureuse, douce, tendre. Pourquoi ? Que signifie cette quête féminine de la mère à travers le masculin ?

Il faudrait, avant de répondre à cette question importante, rappeler les grandes lignes de l'évolution libidinale de la petite fille au sein du triangle père-mère-enfant.

Toute petite fille, pour devenir plus tard adulte et femme, se doit d'accomplir et de réussir un double travail contradictoire. Il lui est nécessaire d'un côté de pouvoir s'identifier positivement à sa mère, de lui ressembler, de souhaiter devenir comme elle, femme et mère. Mais, d'un autre côté et simultanément, elle doit savoir prendre ses distances vis-à-vis d'elle, s'en séparer, mettant ainsi un terme à la relation fusionnelle. Tout en étant comme sa mère, il lui faut s'en éloigner pour s'approcher de son père et s'unir à lui. Cette opération subtile, acrobatique, se révèle paradoxale, compliquée et complexe étant donné que la mère et la fille sont pareilles, identiques, participant toutes les deux au même sexe. C'est la raison pour laquelle la séparation, ce processus de différenciation de celle qui est en fait la même, ne pourra jamais s'achever. Les liens fusionnels resteront donc éternels. Cette « homosexualité inconsciente » (sans nulle allusion coïtale) ne sera jamais complètement dépassée. La petite fille sera constamment bercée par la nostalgie de la fusion édénique originelle. Elle sera, sa vie durant, attirée, fascinée, aspirée par l'utérus d'où elle a dû s'exiler.

Voilà pourquoi, en s'unissant à l'âge adulte, dans son corps et dans son cœur, à un homme, son désir impérieux du retour à la mère ressurgit, ressuscite.

Maintenant, comment la femme tente-t-elle d'assouvir, à travers son conjoint, son mal de mère ? Par la tendresse et par l'échange des verbes.

1 – *La tendresse.* Bien entendu, le besoin de douceur et de tendresse ne constitue pas une particularité féminine. Tout être humain, quels que soient son sexe et son âge, doit recevoir l'une et l'autre pour nourrir son âme. Mais la femme en recherche davantage et en raffole. Elle ne peut s'offrir à l'homme qu'elle aime que si celui-ci reconnaît, respecte et désaltère cette soif. La petite fille qui gît en chaque femme rêve que l'homme la prenne avec douceur et tendresse dans ses bras, simplement, sans avoir pour unique visée de passer à l'acte. Le désir féminin n'est pas, comme une mécanique, mobilisable à la demande. Il s'éveille et s'épanouit dans un contexte de paix, de sécurité, de romantisme, d'émotions, de communion et de proximité fusionnelle avec un homme capable de vibrer dans sa dimension maternelle. L'« obsédé sexuel », c'est, pour une femme, l'homme identifié à son pénis, dénué de son aspect féminin, maternel.

2 – *L'échange verbal.* La femme a également besoin de parler, de dire les choses, d'écouter aussi à travers le langage et le verbe. L'homme préfère, lui, agir, s'exprimer à travers son corps, par le truchement des actions. Voilà une de leurs différences fondamentales. D'après le Talmud, lorsque le Saint Unique, béni soit-Il, distribua les dix doses de la parole du haut du ciel, neuf d'entre elles furent arrachées par les femmes ! Il n'est pour s'en persuader que de les observer tandis qu'elles bavardent des heures durant au téléphone avec leur mère ou leurs copines qu'elles viennent à peine de quitter, ou qu'elles

vont retrouver sous peu. La femme entretient un rapport privilégié, érotique, jouissif avec le verbe et le langage. Elle a envie de parler mais aussi d'écouter l'homme qui parle. Le contenu réel de l'échange lui paraît secondaire en définitive. Peu importe de qui ou de quoi l'on parle, pourvu que l'on se parle. Ce désir jubilatoire de barboter dans le bain moussant oral s'avère pour certaines aussi délectable, sinon encore davantage, que le plaisir génital. En tout cas, les deux plaisirs leur paraissent complémentaires, indissociables. Pour la femme, l'acte sexuel ne constitue pas une finalité en soi, mais comme un élément faisant partie d'un contexte plus large, infusé dans une osmose émotionnelle ineffable, dans un bain de paroles et de langage.

« Dès qu'on se met au lit, mon mari me demande de faire l'amour. Moi, je ne peux pas si l'on ne s'est pas parlé avant. » Beaucoup de femmes semblent moins souffrir de la frustration sexuelle que de l'absence d'échanges émotionnels. « Mon mari ne me dit jamais rien. Il ne s'exprime pas. Il ne dit pas ce qu'il pense, ce qu'il ressent. On dirait que je m'adresse à un mur parfois. »

La femme a besoin d'être pénétrée par les mots avant de se laisser pénétrer par le pénis de son conjoint. Il est d'ailleurs connu que certaines prennent des amants non pas pour satisfaire une frustration sexuelle ou une envie débordante, mais pour pouvoir enfin dialoguer. De même, une femme peut devenir amoureuse d'un homme non pas pour la beauté de son corps, mais pour son humour, son intelligence, ses idées, ses propos, le timbre et le ton de sa voix. La beauté est intérieure pour une femme, alors que l'homme, plus visuel, se laisse séduire par l'apparence, l'image-mirage.

Cette passion féminine pour la parole révèle en fait

son désir de retrouver la mère en l'homme, à travers le masculin, une nostalgie du bain des paroles maternelles, chaleureuses, apaisantes.

Pour l'homme, « faire l'amour » signifie introduire son sexe dans le vagin de la femme, dans la mesure où il s'identifie et où il identifie son corps au pénis. La femme, elle, ne fait pas l'amour qu'avec son vagin, mais avec la totalité de son corps et de son âme. De même, l'acte sexuel ne se réduit pas pour elle au coït. Il s'étend à tous ces instants privilégiés, ineffables, baignant dans l'intimité complice, l'échange des mots, des sourires et des regards, autour d'une tasse de thé, lors d'une petite promenade, main dans la main. L'objet du désir n'est pas l'objet, mais le désir de l'homme pour elle.

Je dirais, pour revenir au thème de la femme plurielle, que pour « être bien dans sa peau », comme on dit, une femme doit voir ses besoins primordiaux (trouver un père, un mari, un amant, un frère, un ami, un enfant et une mère dans le même homme) reconnus, respectés et satisfaits par son partenaire. Il s'agit là certes d'un pari, d'une gageure, mais ils sont parfaitement réalisables si la femme a la chance ou l'intelligence intuitive d'élire celui qui sera sensible à ses appels. Par conséquent, la femme, dans la relation de couple, ne pourra être heureuse que si elle rencontre un homme qui saura la comprendre dans la pluralité de ses visages, dans la multiplicité des facettes de son désir.

J'ai toujours trouvé saisissante cette double acception du verbe « comprendre ». Il signifie en effet non seulement saisir, sentir, concevoir, connaître, mais aussi comporter, englober, contenir, intégrer, inclure. « Le service est compris » signifie qu'il est inclus. L'homme qui ne « comprend » pas la femme est celui en qui manque le féminin, qui refoule sa féminité, qui en barre l'accès. Un homme ne peut « comprendre » une femme que s'il reconnaît et accepte son propre côté féminin.

De même, une femme ne peut « comprendre » un homme que grâce à son côté masculin. Une dose masculine minimale, loin de faire ombrage à sa féminité, lui permet, par empathie, de se mettre à la place de l'autre sexe, étrange et étranger, qu'elle trouve en face ou à côté d'elle, afin de deviner un tant soit peu son désir, ses craintes et ses espoirs.

Il est donc important pour une femme de reconnaître de façon positive son côté masculin, la part d'homme qui est en elle. Celle-ci se traduit, entre autres choses, par sa volonté de ne pas fonder son projet de vie uniquement sur l'amour, le couple, la famille et l'enfantement, mais également sur le travail à l'extérieur, l'engagement politique et citoyen, le gain d'argent et le pouvoir.

Et l'homme, lui, qu'attend-il de la femme ?

Le développement psychologique du petit garçon diffère de celui de la fille dans la mesure où, ne participant pas au même sexe que sa mère, il n'a pas à s'identifier à elle, mais à son père. Il doit, sous la menace et l'injonction de la loi paternelle, faire le deuil du corps et de la jouissance maternels en sacrifiant sa fascination incestueuse pour sa mère afin d'aller vers le père et de s'identifier à lui. Ce processus lui permettra, si tout se passe bien, de sublimer sa libido, c'est-à-dire de l'investir, en changeant de but, dans des domaines non sexuels, socialement valorisés : apprentissage de la propreté sphinctérienne et de la parole, développement de la pensée symbolique, abstraite, intellectuelle...

Il apprendra aussi à patienter, à attendre le jour où il sera grand et pourra jouir d'une autre femme/mère que celle dont jouit son père. Voilà résumées, en peu de mots, l'essence de la prohibition de l'inceste et l'exhortation à l'exogamie.

Le triangle familial père-mère-enfant est soutenu dans sa tâche par l'ensemble des institutions culturelles, qu'elles soient religieuses ou laïques, à travers nombre de rituels de passage et d'initiation. Toutes s'évertuent à faire obstacle à l'inceste en séparant le fils de sa mère et en le dirigeant vers la figure paternelle, responsable de la socialisation et de l'humanisation pulsionnelle.

En ce qui concerne la fille et la mère, en revanche, la question de l'« homosexualité » fantasmatique entre elles passe totalement inaperçue, est déniée, scotomisée. De ce fait, le couple mère/fille ne bénéficie d'aucun soutien, d'aucune assistance culturelle qui l'aiderait à se séparer. Nul tiers ne vient s'interposer entre elles dans la mesure où l'*inceste mère/fille*, se révélant inimaginable, inconcevable, ne peut être conceptualisé, conscientisé, afin d'être pris en charge et géré. Le tabou culturel frappant l'inceste mère/fille aboutit donc à son refoulement massif ; il est censuré, contrairement à l'inceste mère/fils qui, grâce à sa reconnaissance, est l'objet d'un contrôle, d'une contention sociale.

Bref, le petit garçon, motivé par la promesse de la récompense (« Tu te trouveras plus tard une autre femme »), puise en cette espérance l'énergie psychique nécessaire pour poursuivre son développement.

Quelles sont donc ses attentes lorsqu'il se retrouve, adulte, face à sa femme ? Elles sont plurielles également. La femme représente à ses yeux l'être appartenant à l'autre sexe, également étranger et étrange, qu'il cherche à séduire et à conquérir fièrement. Il projette sur elle l'image d'une mère aimante apte à consoler le petit garçon en lui d'avoir été séparé de sa mère. Il lui demande de le rendre père en portant ses enfants. Il souhaite aussi qu'elle reconnaisse sa virilité en étant sa maîtresse, son amante, source de jouissance. De plus, il aime trouver en elle une amie et une sœur en fonction des circonstances. Enfin, il est absolument capital pour lui, quelles que soient sa force physique et sa virilité apparentes, que sa femme puisse reconnaître et respecter son aspect féminin, la femme qu'il abrite en lui. Il est vrai que cette dimension s'est trouvée longtemps péjorée, dénigrée, infériorisée et donc énergiquement refoulée dans les cultures dites patriarcales. On éduquait les garçons, dès leur jeune âge, à ne pas « pleurnicher » comme des petites filles, à faire les durs, bref à censurer une émotivité, une sensibilité qualifiée avec mépris de « sensiblerie de bonne femme ». Les normes dominantes cherchaient à inculquer aux garçonnets les valeurs supposées mâles : force physique, sécheresse du cœur...

Disons pour résumer qu'un couple psychologiquement sain serait celui où chaque partenaire pourrait rencontrer chez l'autre la reconnaissance et la satisfaction de l'ensemble de ses demandes inconscientes primordiales. Un couple heureux serait donc celui composé d'un « vrai homme » et d'une « vraie femme », c'est-à-dire d'un homme et d'une femme autonomes, accomplis, mais assez souples pour pouvoir « conjuguer » le verbe « être ensemble » à des niveaux et à des moments différents de la relation « conjugale » et de l'histoire. Cela permettrait à chacun des partenaires, tout en conservant sa fonction et sa place, d'aller vers l'autre, attentif à ses désirs et à ses besoins. Dans cette optique, l'amour n'est plus une grâce naturelle, mais aussi un travail.

Pour ces raisons, peut être appelé « bancal », conflictuel, battant de l'aile, psychologiquement appauvri et sans joie, un couple où la relation entre l'homme et la femme reste figée, bloquée à un seul niveau au détriment de tous les autres, tout autant légitimes et indispensables. Les couples qui ne s'« entendent » pas, qui ne se « comprennent » pas, se recrutent parmi ceux où chacun reste fermé, sourd et insensible à la pluralité des besoins de l'autre, à savoir toutes les petites poupées que la grande camoufle dans son sein.

J'ai ainsi connu des hommes performants, donc de parfaits amants, mais qui en revanche n'étaient pas en mesure de ressentir et de satisfaire les autres attentes de leur femme. Ils se trouvaient dans l'incapacité d'assumer auprès d'elle un rôle maternant, parce que amputés de leur côté féminin.

De même, j'ai rencontré nombre de femmes qui se comportaient uniquement ou préférentiellement en mère, celle de leurs enfants, mais aussi celle de leur époux, sans pouvoir se hisser à la place de la maîtresse sensuelle et aimante. Comme si dans leur esprit le désir de s'accomplir en tant que mère et le besoin de vivre une jouissance sexuelle de femme devenaient antinomiques.

Il est vrai que l'homme éprouve moins de difficultés à concilier ses deux aspects d'amant et de père, contrairement à la femme, pour qui une telle conjonction paraît bien plus délicate. Par exemple, l'homme ne ressent pas de scrupules particuliers à faire l'amour avec sa femme peu après l'accouchement ou à proximité d'un enfant en bas âge. À l'inverse, la femme, fortement embarrassée, ne s'en donne pas vraiment le droit, ne se sent pas totalement libre, détendue, ne peut se laisser aller, en dehors même de son désir et de son amour pour le conjoint. Dans ce sens, il est, quelque part, plus facile d'être un homme que d'être une femme. La femme mérite donc, lorsqu'elle réussit cette synthèse heureuse entre ses deux Moi, admiration et hommage.

Pour en revenir à Isabelle, je dirais que son ancien couple avec Jacques, en raison des difficultés psychologiques et de l'immaturité affective de chacun, ne constituait pas une entreprise, une alliance valide, viable et vivable à long terme. Inconsciemment, Isabelle recherchait exclusivement sa mère en l'homme, étant marquée par la privation maternelle dans sa petite enfance.

De son côté, Jacques se trouvait dans l'impossibilité de respecter et de satisfaire cette demande. Il n'était pas capable de jouer le rôle d'un amant, étant lui-même coincé dans l'adolescence. Personne ne semblait conscient de ses besoins personnels, ni, par conséquent, ouvert à la demande de l'autre.

Grâce aux bienfaits de sa dépression, Isabelle a appris à grandir, à dépasser la petite fille en elle à la recherche d'une mère bonne, parfaite et idéale, pour développer davantage son identité de femme.

Le plus grand pas a été franchi avec la prise de conscience et l'acceptation de la petite fille coupable qui la dominait, l'envahissait, la persécutait, l'empêchait d'être elle-même, adulte, séparée de la mère dont la présence lui avait manqué. C'était donc la petite fille coupable en elle qui recherchait sans cesse la mère à travers l'homme, et non la grande Isabelle. C'était aussi la petite fille qui voulait se donner la mort, en expiation, en se coupant les veines.

J'ai pu assister à des transformations importantes dans la personnalité d'Isabelle au fur et à mesure des progrès de sa psychothérapie. Trois mois plus tôt encore, elle zozotait sans en avoir conscience. Elle s'habillait comme une petite fille avec des vêtements amples et impersonnels. Aujourd'hui, Isabelle s'est muée en une jeune femme. Elle ne zozote plus. Elle a changé de *look*, se maquille, et, surtout, s'autorise à porter des habits qui mettent en valeur un corps de femme, adulte, ce qui la rend bien plus attirante !

Christiane :
la dépression expiatoire

Christiane est une jeune femme de 35 ans, qui paraît de quelques années plus vieille que son âge. Ses cheveux sont courts et bariolés. Elle est de taille moyenne, mais semble plus petite en raison de sa minceur, je dirais plutôt de sa maigreur. Elle se présente comme affable et souriante, parlant volontiers, utilisant un langage assez riche et précis. Cela lui donne un *look* d'intellectuelle, si l'on peut dire, de femme instruite. Si elle m'avait dit qu'elle était enseignante, cela ne m'aurait pas étonné. En réalité, Christiane travaille dans une société privée à proximité de chez elle.

J'ai tout de suite trouvé qu'elle était agréable à entendre et à regarder. Au fond, le psychanalyste abrite en lui deux personnages, l'humain et le professionnel. Tous les patients que je reçois, je les écoute, je les perçois, je les examine de façon spontanée sous ces deux angles. Je les considère certes comme des clients, dans le sens noble du terme, acheteurs d'un service ; je les aide à apaiser leurs souffrances. Mais ils représentent toujours une personne, un être, un individu singulier pour qui je ne peux m'empêcher d'éprouver certains sentiments.

Ces deux approches, loin de s'opposer ou de se contredire, m'ont toujours paru complémentaires. Certains patients m'évoquent des individus qui me sont familiers. Ils ressemblent physiquement ou dans leur façon d'être à des personnes de mon entourage. D'autres mettent le doigt sur des sujets ou des préoccupations auxquels je suis sensible, qui m'intéressent ou qui me travaillent. Certains me paraissent d'emblée plutôt sympathiques sans motif réel conscient. J'éprouve beaucoup de plaisir à les revoir et à les écouter. En revanche, il y en a qui me fatiguent, qui me « pompent », comme on dit. Avec eux, je dois faire un effort pour être vraiment là. D'autres encore m'agacent ; j'éprouve un grand soulagement lorsque la séance touche à sa fin.

Certains jours, dispos et de bonne humeur, je me rends à mon travail comme si j'allais me balader dans les bois. Mais, je l'avoue sans honte, il m'est arrivé aussi d'éprouver un véritable ras-le-bol : ras-le-bol que la terre entière déverse sur moi toutes ses salissures, ses immondices et sa négativité noire. Vous avez certainement déjà remarqué la double signification du terme « cabinet », qui désigne à la fois le lieu de mon travail et les lieux d'aisances ! Il existe dans le panthéon aztèque une divinité nommée Tlazolteotl, déesse de l'amour charnel, de la fécondité et de la confession. Son nom signifie la « mangeuse d'ordures » ou la « déesse des immondices » parce qu'elle dévore les péchés. Ne voyez-vous pas de similitudes entre le psychanalyste et cette déesse au nom imprononçable ?

Certains patients me font de la peine. Je souffre intérieurement pour eux sans savoir toujours pourquoi. Il y en a aussi qui me démoralisent. À l'inverse, d'autres me remontent le moral. Il m'arrive parfois de rire aux éclats, sans la moindre irrévérence, à l'écoute de certains faits ou détails. Curieusement, cela n'offusque jamais aucun de mes patients, même si la raison de mon rire leur échappe. En règle générale, ils se mettent à rire de bon cœur avec moi !

Il ne m'est jamais arrivé de m'endormir en séance. Mais je me suis évadé plus d'une fois, me réjouissant à l'idée de ce qui m'attendait ou de ce que j'allais entreprendre après mon travail. C'est une manière de me protéger, peut-être, contre certaines propagations transférentielles néfastes.

Dans l'ensemble, beaucoup de patients me font du bien, m'aidant involontairement à voir plus clair en moi face à tel ou tel problème qui me travaille. Le psychanalyste n'est pas fait de marbre ni d'acier inoxydable ! Sa relation avec le patient n'est pas toujours à sens unique, unilatérale, lui qui donne et l'autre qui reçoit.

Cet aspect affectif, émotionnel, libidinal du psychanalyste est constamment présent à côté de sa dimension professionnelle. Cela s'appelle le contre-transfert du thérapeute, le transfert renvoyant à ce que l'analysant éprouve ou fantasme concernant la personne du psychanalyste.

En réalité, l'analyste ne correspond nullement à l'image du sphinx énigmatique, sibyllin, ou à celle du fakir ascète qu'on dépeint souvent. Au contraire, il est perméable, branché à l'inconscient du patient, sensible aux affects qui agitent ce dernier et que lui-même n'éprouve pas forcément. Il capte sans le vouloir les ondes, le fluide énergétique de celui qui se trouve à côté ou en face de lui. Il se voit aussi atteint, touché, contaminé, impressionné, affecté par l'âme de son patient, par ses irradiations invisibles, saines ou malsaines.

Dès lors que deux êtres s'inscrivent dans un lien de proximité affective, ils s'interpénètrent par leurs affects inconscients, au-delà de la communication verbale consciente. Seulement, le psychanalyste, grâce à la connaissance et à la conscience qu'il a de lui-même et de son fonctionnement, est capable de repérer les confusions, de faire la différence entre son émotionnalité propre et ce qui lui est projeté du dehors, émanant de ses patients.

Toutefois, naturellement, le contenu du contre-transfert de l'analyste n'est jamais arbitraire ou immotivé. Ce que le thérapeute ressent, c'est ce qu'il a capté du patient. Il éprouve, tel un réflecteur, les émotions refoulées, les sensations inacceptables. Il peut lui arriver, par exemple, de se sentir crispé, mal à l'aise, face à un patient en apparence très décontracté et souriant. Nous allons voir que mes sentiments à l'égard de Christiane, mon plaisir à l'entendre et à la revoir, revêtent un sens précis par rapport à son économie libidinale et à son histoire.

Lors de notre premier entretien, Christiane m'explique d'emblée ce qui a motivé la consultation. Elle dit avoir beaucoup souffert récemment d'une importante difficulté sur le plan professionnel. Elle avait demandé à son employeur l'autorisation d'aménager ses horaires de travail en raison d'une hernie discale douloureuse. Elle avait même produit un certificat médical à l'appui, attestant la réalité de son mal. Mais son employeur s'est opposé à sa requête, et l'aurait de plus accusée de mensonge, de simulation, de comédie ! Christiane affirme qu'elle s'est sentie humiliée, anéantie par un tel manque de confiance et une telle suspicion.

S'étalant sur plusieurs mois, cette tension professionnelle l'a, dit-elle, rendue déprimée et a, par ricochet, terni davantage le climat familial, déjà médiocre, « moyen ». Ce qui semble encore plus insupportable à Christiane est le fait que son mari, suivant en cela l'employeur, ne reconnaît pas non plus la souffrance de sa femme. Il trouve qu'elle exagère, qu'elle dramatise, qu'elle s'écoute trop, que ses douleurs dorsales ne sont pas si pénibles que cela... Il lui recommande par conséquent de se ressaisir, de se consacrer mieux et davantage au ménage et aux enfants, au lieu de perdre son temps et son argent à enrichir les médecins. « Mon mari pense que je me fous de mes enfants, que je ne m'intéresse pas à notre foyer. Comme mon patron, il m'accuse de me désintéresser de mon travail. Il demande que je sois une super-femme, toujours active, en forme, sexy et de bonne humeur, sans jamais me plaindre. »

Ma patiente, comme beaucoup, a le sentiment d'être incomprise, coincée dans un cercle vicieux. Alors qu'elle cherche à restaurer son intégrité professionnelle, non seulement elle se voit privée du soutien affectif de son mari, mais de plus celui-ci l'« enfonce » davantage au lieu de l'aider à « s'en sortir ».

« Jusque-là j'étais considérée comme une mauvaise employée. Maintenant, je suis aussi une mauvaise femme et une mauvaise mère. C'en est trop pour moi. Je n'aime pas être frappée d'indignité.

« En réalité, je ne viens pas consulter uniquement par rapport à mon travail et à mon mari. Mon plus gros problème, c'est que je suis boulimique. Cela a commencé il y a environ vingt ans, quand j'avais 15 ans. Ma vie s'est transformée depuis en cauchemar. Certaines périodes, lorsque tout va bien pour moi, sans stress ni contrariété, j'arrive à me mettre un frein. Mais quand je suis mal dans ma peau, ça devient incontrôlable. Je pourrais avaler alors n'importe quoi, n'importe quand, que j'éprouve ou non la sensation de faim. Pas plus tard qu'hier j'ai dévoré dans la journée deux tartes aux fraises, un pot de confiture étalé sur une baguette de pain et un paquet de biscuits au chocolat en plus des repas. Une fois remplie et saturée, je me sens gonflée, prête à éclater, encore plus mal dans ma peau qu'avant. Je me fais vomir. Je me vide dans les toilettes avec mes doigts ou une brosse à dents. J'ai peur de m'étouffer. Après je me sens très fatiguée, épuisée, je n'ai plus la force de m'occuper de personne ni de rien. Mon mari et mes enfants sont au courant. Ils n'arrêtent pas de me sermonner, ou de me menacer parfois, ça me culpabilise de leur faire du mal, mais ça ne donne aucun résultat ; c'est plus fort que moi. »

Christiane s'est mariée à l'âge de 18 ans, mais elle a connu et fréquenté son futur mari, son meilleur ami à l'époque, dès l'âge de 14 ans. Ils ont deux filles, âgées respectivement de 13 et 11 ans.

Elle prétend n'avoir jamais éprouvé aucun sentiment d'amour pour son mari. « Il est formidable, un homme parfait, gentil, adorable. Il ne fume pas, ne boit pas. Je n'ai rien de sérieux à lui reprocher, sauf qu'il ne me soutient pas vis-à-vis de mon employeur. À part ça, je l'aime beaucoup. J'éprouve aussi de la tendresse pour lui. Mais je ne l'aime pas comme une femme doit aimer son mari. J'ai honte de dire des choses comme cela. Lors de nos rapports sexuels, à son insistance, je suis froide. Je suis tendue, crispée, un peu dégoûtée même quelquefois. Je fais ça pour lui faire plaisir, non, plutôt pour ne pas lui faire trop de peine, pour ne pas me montrer trop égoïste, ingrate ; mon mari m'héberge, je n'ai pas le droit de lui dire non tout le temps.

« J'ai pensé plusieurs fois au divorce. Mais je n'ai pas envie d'en arriver là. D'abord parce que je suis sûre qu'avec un autre homme rien ne changerait pour moi. Ensuite, je ne veux pas faire de la peine à mes enfants en détruisant le foyer familial. Les filles aiment beaucoup notre maison. J'attends qu'elles soient grandes. Je verrai plus tard ! Et puis le divorce est une affaire longue et compliquée. Il faut vendre la maison, partager les meubles. Ah non, je ne veux pas de ça !

« J'ai épousé mon mari pour pouvoir quitter mes parents. Je me suis réfugiée chez lui, sans travail, sans argent. C'était mon meilleur ami, le seul d'ailleurs. Il a été très gentil avec moi. Il m'a hébergée, nourrie et protégée. Quelque temps après il m'a demandée en mariage. Je n'ai pas refusé. Je me suis dit : pourquoi pas ? J'espérais que mes sentiments évolueraient à son égard. Mais non, rien n'a changé d'un iota. Aujourd'hui tout est pareil qu'au premier jour de notre mariage, il y a dix-sept ans déjà.

« Je suis contente d'être avec lui et qu'on passe du temps ensemble, mais je ne le désire pas comme une femme. J'aime mes filles par contre. Voilà, je suis une mère, mais pas une femme. J'ai une relation extraconjugale, la seule dans ma vie de couple, depuis cinq ans avec un homme lui aussi marié comme moi. Lui, par contre, j'arrive à le désirer sexuellement, mais je ne l'aime pas non plus, je l'aime bien. Récemment, il m'a proposé qu'on se mette en ménage. J'ai refusé. Je ne veux pas divorcer. Je ne veux pas non plus qu'il détruise tout ce qu'il a construit à cause de moi.

« D'ailleurs, j'ai décidé de rompre avec lui. Ça devenait trop sérieux ! Je ne voulais pas d'histoire d'amour entre nous. Ça ne m'intéresse pas. Je n'aime pas la vie de couple. Si un jour je défais le mien, ce ne sera pas pour en faire un autre avec quelqu'un d'autre que mon mari. J'ai toujours souhaité vivre sans homme, être seule, au fond de moi. »

Étrange histoire, me direz-vous ! Pas tant que cela pour moi. Je me suis habitué au fil des ans à tout entendre et à tout voir. Étonnant discours, tout de même, dans la mesure où la majorité des femmes souffrent de la solitude, du manque de tendresse et d'amour, alors que Christiane met en avant la difficulté inverse. Elle est mariée avec un homme plein de qualités à ses yeux, qui l'aime, mais elle ne se sent pas heureuse en tant que femme avec lui. « Je ne sais pas aimer un homme. Je ne sais pas ce que c'est. Je ne fais jamais de cadeau à mon mari, si... une fois par an, à Noël, parce que c'est la tradition. Je n'aime pas non plus qu'il me fasse des cadeaux, mais, quand il m'en fait, j'accepte pour ne pas le blesser. »

Comme vous l'avez sans doute remarqué, ma patiente dégage un aspect un peu sauvage. Elle est, par moments, plongée dans un bain de négativité. Elle dit souvent non. Elle refuse de donner et de recevoir de l'amour. Elle répète comme une petite fille : « Je ne veux pas, je n'aime pas, je n'ai pas envie »...

Évidemment, ici comme ailleurs, les symptômes qui font souffrir le Moi ne peuvent être compris ou résolus que grâce à une enquête psychologique minutieuse, j'allais dire policière, dans l'histoire d'enfance, afin d'en dévoiler les tenants et les aboutissants. La découverte du fil d'Ariane en psychothérapie permet de trouver le sens de ce qui fait mal ici et maintenant en le reliant à son origine dans l'Ailleurs et Avant. Pourquoi Christiane s'expose-t-elle en *bouc émissaire* au sein de son couple et de son travail ? Pourquoi est-elle boulimique en nourriture tout en étant anorexique sentimentalement, dépourvue de toute appétence pour la sexualité ou l'amour ? Qu'a-t-elle fait de sa féminité, de son cœur et de son corps de femme ? Pourquoi se maltraite-t-elle ?

Voici les grandes lignes de son roman familial.

Le père de Christiane est âgé de 63 ans, sa mère de 59 ans. Tous deux se sont mariés sous la contrainte, sans éprouver d'amour l'un pour l'autre, parce que sa mère s'est retrouvée enceinte à 16 ans. « Mes parents ne se sont jamais aimés d'amour », m'a répété à plusieurs reprises Christiane, qui a assisté de sa naissance jusqu'au moment où elle a quitté le foyer familial aux disputes et déchirures parentales, quotidiennes, incessantes. Il manquait donc dans cette famille un modèle positif de couple de parents qui s'aimeraient, un triangle père-mère-enfant susceptible de donner à ce dernier le désir de le reproduire quand il serait grand. « Mes parents se bagarraient pour un oui, pour un non. Ils s'insultaient en hurlant comme des fous enragés. Ils se frappaient aussi l'un l'autre parfois. Mais, de temps en temps, ils se réconciliaient pour un bref moment et faisaient un enfant. Peu après, les violences reprenaient de plus belle. Ils ont fait dix enfants comme cela, six garçons et quatre filles. »

Certaines familles n'ont de famille que le nom. Les parents, bien qu'unis par le maire et bénis par le prêtre, ne se sont jamais mariés psychologiquement afin de faire véritablement couple. De même, bien que portant des alliances, ils ne s'inscrivent pas dans une relation d'alliance, c'est-à-dire d'union et de complicité. Ils sont père et mère biologiques, de nom, officiels, mais sans en exercer la fonction psychologique auprès de leurs enfants.

Christiane est le cinquième enfant de ses parents, née prématurée à six mois de grossesse. « Toute mon enfance ma mère me répétait que lorsque je suis née je n'étais pas finie, que je ressemblais à une mongole, à une attardée mentale, que j'étais anormale, pas comme les autres... Plus de cent fois elle m'a crié aux oreilles lorsque je me disputais avec ma petite sœur, sa préférée : "Qu'est-ce que j'ai bien pu faire au Bon Dieu pour mériter une gamine comme toi ? Si seulement tu avais crevé dans ta couveuse !" Mon père ne me défendait jamais. Tout ce qu'il savait faire, c'était crier lui aussi, avec sa grosse voix. J'étais effrayée par lui. »

Durant toute son enfance et même encore maintenant, Christiane est convaincue que ses parents ne l'aiment pas. Tout se passe comme si l'enfant ne pouvait se sentir aimé afin de pouvoir s'aimer lui-même que s'il était convaincu que ses parents s'aiment et qu'il est donc le fruit de leur amour.

« J'étais toujours considérée comme le vilain petit canard. Je me sentais toujours étrangère, de trop, dans ma propre famille. Personne ne s'occupait de moi. Je n'avais pas de place. On aurait dit que j'étais tombée là, du ciel, par hasard ! Je ne comptais pas. J'étais souvent repliée sur moi-même, enfermée dans ma chambre. Personne ne venait me demander si j'allais bien, si j'avais besoin de quelque chose ou simplement de passer à table. C'était clair, je n'existais pas. À 11 ans, j'ai eu vraiment envie de mourir. Enfin, ce n'est pas exactement ça. J'ai toujours eu deux personnes en moi. La première m'encourage à vivre, à faire des choses dont j'ai envie et qui me font plaisir. La seconde, que j'appelle ma sœur jumelle, me force au contraire à mourir. "La mort est ton meilleur cadeau", me chuchote-t-elle à l'oreille. J'ai souvent l'impression que ce n'est pas moi qui vis ma vie. J'exécute ce que les jumelles décident et me disent de faire.

« Quand j'avais 11 ans, ma sœur jumelle m'a dit d'aller me tuer. Je suis allée dans la salle de bains. J'ai pris plein de cachets, n'importe lesquels, les roses, les bleus et les jaunes, dans l'armoire à pharmacie. Je me souviens très bien. C'était un samedi après-midi après l'école, vers 14 heures. J'ai avalé ma poignée de cachets et je suis allée me coucher dans ma chambre. Personne n'a remarqué que j'allais mal. Je n'ai été découverte que le lundi matin par ma petite sœur qui s'inquiétait, ne me voyant pas, de rater le car du ramassage. J'ai fait une seconde tentative de suicide à 15 ans, sans savoir que ce que je faisais s'appelait comme ça. Manifestement, là non plus, le Bon Dieu n'a pas voulu de moi. Je ne suis pas croyante du tout. Je veux dire par là que si Dieu existe, lui non plus, il ne m'aime pas.

« Longtemps je me suis demandé si mes parents étaient vraiment les miens. Le doute s'est installé en moi. Il est devenu à tel point horrible qu'un jour j'ai décidé de consulter les registres de l'état civil. Je me suis rendue à la mairie de mon lieu de naissance et ai demandé à consulter les registres. Aucun doute n'est possible. Je suis effectivement la fille de mes parents. Mon père a officiellement déclaré ma naissance. Mais même cette preuve irréfutable n'a pas été suffisante pour effacer ma défiance. Je ne veux pas être la fille de mes parents, je crois. Je refuse d'être née ! »

Il est vrai que nombre d'enfants doivent se poser, à un moment ou à un autre de leur évolution, la question que s'est posée Christiane, même ceux pour qui tout va bien, c'est-à-dire qui ne souffrent pas de rejet ou de maltraitance. Il s'agit là d'une interrogation inévitable, normale, d'un doute naturel, je dirais même constructif et sain. Pourquoi ? Pour un motif fondamental : c'est une évidence de dire que nul n'a décidé librement de venir au monde, d'être de tel ou tel sexe, de porter tel ou tel prénom, ni enfin n'a choisi ses parents. Cette affirmation, prise au premier degré, dans une perspective biologique, scientifique, est tout à fait indubitable. Comment le sujet pourrait-il opérer ce genre de choix si *a priori* il n'existe pas ? Ici la fiction frise le délire, l'absurde !

En revanche, sur un autre registre, cette fois psychologique, symbolique, la certitude biologique, bien qu'exacte, n'apparaît pas seule satisfaisante. La vérité scientifique n'est pas la vérité de l'inconscient. Ces trois colonnes cardinales de notre identité, à savoir nos géniteurs, notre naissance et notre inscription dans l'ordre de la différence des sexes, au-delà du fait qu'elles échappent à notre conscience et à notre volonté, comportent aussi un autre volet, celui-ci relatif, renvoyant à la subjectivité de chacun, au choix et au désir. Cela signifie que, bien qu'il soit scientifiquement inconcevable de choisir librement de naître, il est pourtant absolument indispensable qu'à un moment de son parcours psychologique le sujet puisse approuver, authentifier, confirmer, certifier, entériner, ratifier, valider, avaliser après coup cet acte. Si d'évidence notre naissance nous échappe, notre renaissance symbolique, quant au vœu d'être vivant et de vivre dans et par le désir, nous appartient, nous revient. Il en va de même en ce qui concerne le choix de ses géniteurs ainsi que le sexe auquel on appartient. Sans cette légitimation, sans cette approbation, sans cette ratification, nul ne dispose du droit de s'inscrire dans l'ordre des vivants, ni dans le masculin/féminin, ni dans la filiation parentale.

La naissance biologique ne fonde pas seule l'identité. Il est impératif que chacun puisse librement confirmer, cautionner ce choix. D'ailleurs, il y a de fortes chances pour que ce soit cette élection qui crée, en la garantissant, la liberté du Moi. De même, au-delà de la réalité charnelle, personne ne naît homme ou femme, il le devient, à condition d'accepter cette donnée de départ en s'y reconnaissant de plein gré et de plein droit. Enfin, aussi longtemps qu'une personne n'a pas accepté, élu, coopté ses parents en leur donnant son aval, elle restera orpheline, issue de personne et venue de nulle part. Dans l'absolu, la liberté ne signifie rien. La vraie liberté ne consiste pas à vouloir, être, avoir, faire n'importe quoi selon les injonctions de son instinct ; elle consiste à cheminer dans la voie qui conduit à devenir soi, en reconnaissant la réalité, à partir de ce qu'on a été au départ. Est libre seulement le sujet qui s'inscrit à l'intérieur des limites d'un cadre. Est libre celui qui opère des choix. Nul ne naît libre. Il le devient.

Dans cette perspective, le doute de l'enfant relatif à sa filiation (« Mes parents sont-ils vraiment les miens ? ») constitue le premier moment d'un fantasme fondateur qui devrait normalement se conclure par l'adoption de ses géniteurs en s'acceptant comme leur fruit, comme un être vivant issu d'eux, en tant qu'homme ou femme. Ce doute salvateur permet au fond de transcender le désespoir et l'impuissance du Moi face au déterminisme, c'est-à-dire face à l'incontournabilité de la fatalité naturelle, afin de le faire pénétrer dans l'aire du désir, de la liberté psychologique et du choix. Il s'avère par conséquent difficile, voire impossible et impensable, de pouvoir aimer la vie, s'aimer soi-même dans son corps d'homme ou de femme, rendre grâce à ceux qui nous ont donné la vie, si l'on n'a pas souscrit, en son propre nom et de sa vraie place, à ce triple choix. L'un des meilleurs révélateurs de la réussite ou de l'échec de ce processus, s'agissant d'intégrer ce que l'on a reçu en héritage, est la façon dont une personne se situe face à son prénom. Le fait d'aimer son prénom traduit le succès, alors que le fait de le haïr, d'en avoir honte, renvoie au ratage, au non-lieu de ces trois options. En ce qui concerne ma patiente, il semblerait que jusqu'à présent elle n'ait pas pu opérer, en l'assumant, cette triple élection : « Je suis vivante – je suis une femme et je m'appelle Christiane – je suis la fille de mon père et de ma mère. » Cela paraît évident de présenter les choses ainsi. Tout ce qui est intégré, en place, à sa place, se vit dans la joie et la paix, de manière simple. Dans le cas contraire, cela devient d'une complexité vertigineuse et redoutable, une source de souffrances et de tourments.

Christiane souffre donc d'un manque de lien et de racine dans la vie, dans son corps de femme et dans sa filiation parentale. D'ailleurs, elle a coupé les ponts avec ses parents depuis bientôt dix ans. « Ils ne m'appellent jamais, même pas pour me souhaiter mon anniversaire. Alors j'ai décidé de ne plus les appeler. Je n'existe pas pour eux, mes filles non plus. Ils ne demandent jamais à nous voir. Par conséquent ils n'existent pas non plus pour moi. Mes parents n'ont su être ni parents, ni même grands-parents. C'est comme ça. Je m'en fiche, je n'en souffre pas. »

Au fond, ce silence et cette rupture font beaucoup de peine à Christiane, mais elle ne se l'avoue pas. Son blindage émotionnel apparent, son masque de froideur et d'indifférence sont destinés à la protéger, tant bien que mal – plutôt mal –, contre les braises incandescentes de l'émotivité. L'indifférence et l'insensibilité de façade cherchent à préserver le Moi fragile face à une hypersensibilité. En vérité, ce mécanisme de défense contre le danger du surgissement émotionnel ne constitue pas, en soi, un procédé négatif, condamnable. Il a certainement été utile à Christiane lorsqu'elle était enfant, en aidant à sauver son psychisme de l'émiettement. Cela signifie qu'il fut un temps où il était absolument indispensable pour elle de recourir à ce genre d'anesthésiants afin d'épargner le mieux possible son Moi face aux conséquences de la disette libidinale. Seulement, le vieux gilet de sauvetage s'est usé avec le temps, perdant progressivement de son efficience. Il s'est même métamorphosé en un boulet, susceptible de provoquer paradoxalement sa noyade. Ce qui était hier protecteur est devenu aujourd'hui une menace et risque de contrecarrer sérieusement la marche en avant du Moi.

Bref, un procédé défensif n'est jamais forcément négatif en soi, loin de là. Il peut se révéler bénéfique ou néfaste selon les moments de l'histoire. Christiane ayant vécu sa petite enfance dans un climat de disette d'amour, pis encore, de haine maternelle, elle continue à vivre (je devrais plutôt dire à survivre) aujourd'hui, trente-cinq ans plus tard, dans le même contexte. Au lieu d'éprouver l'envie, comme tout un chacun, d'aimer et d'être aimée, de donner et de recevoir, elle se ferme en refusant ce dont elle a manqué le plus dans son enfance. Elle continue de s'autopunir. Pourquoi ?

En raison de la *culpabilité de l'innocente*, qui la pousse à expier.

L'expiation

Pourquoi l'expiation ? À quoi sert-elle ? Comment se manifeste-t-elle ?

Elle confirme justement l'existence de la culpabilité qu'elle s'évertue à calmer, à apaiser. Elle procède, pour ce faire, en poussant le Moi à s'autopunir, à se maltraiter, à se sacrifier, à se mortifier, à « chercher des bâtons pour se faire battre », à s'ériger en bouc émissaire, à s'agresser, à se malmener et, dans les cas extrêmes, à se donner la mort afin de demander et d'obtenir le pardon et l'absolution.

L'enfant intérieur coupable présent chez Christiane comme chez toute personne déprimée pousse l'adulte à se torturer, à s'autopersécuter, à rechercher d'une façon masochiste les épreuves et les échecs. C'est aussi la raison pour laquelle le déprimé s'autodéprécie, a une mauvaise image de lui. La certitude de ne pas être beau, riche, intelligent et à la hauteur constitue une manière de se flageller. De même, le besoin de se critiquer toujours sévèrement, en se croyant inférieur aux autres, en se montrant trop exigeant et méchant vis-à-vis de lui-même, de ses manques et insuffisances, qu'il grossit à volonté, est une manière de se cravacher. De toute façon, il n'est jamais satisfait de lui. Il jouit rarement d'une sérénité et d'un calme intérieurs en raison de l'agitation de son enfant coupable.

Cette mauvaise image renvoie aussi à un déficit, à une carence narcissique originelle dont il se croit coupable. Justement, ici, l'expiation se traduit par un manque d'amour de soi, par un manque de confiance en soi, par la crainte d'être soi, d'exister, de s'autoriser à désirer, à penser, à sentir, à s'affirmer sans timidité. Si le déprimé craint de se montrer tel qu'il est, c'est en raison de la culpabilité. Il a en effet peur du jugement d'autrui. Il a peur de décevoir, de blesser autour de lui, de déranger, alors il se censure, dépréciant ce qu'il désire, pense ou croit. Il n'ose pas dire non par souci de ne pas contrarier, par crainte qu'on lui en veuille, qu'on soit mécontent de lui... Progressivement, il finit par ne plus savoir du tout ce dont il a vraiment envie et besoin, par ignorer ce qui pourrait lui faire plaisir, dans la mesure où, des années durant, l'enfant intérieur lui a commandé de se taire, de renoncer à ses désirs, de faire passer l'intérêt des autres avant le sien, par souci altruiste, par crainte d'être différent, de peiner, de provoquer des conflits.

Désirer, le savoir et le dire dans la paix et la liberté devient synonyme de péché, constitue un acte coupable, culpabilisant, culpabilisé.

Cette censure imposée par l'enfant intérieur coupable s'opère d'autant plus énergiquement que le déprimé confond dans son esprit le simple fait de désirer quelque chose ou quelqu'un avec l'obligation de concrétiser et de passer à l'acte. Voilà pourquoi il existe chez lui une sorte d'antinomie entre son bonheur et celui des autres. Par le biais de l'expiation, il s'interdit d'être heureux pour assurer le bonheur de ses proches.

Car, contrairement aux croyances répandues, le bonheur, la beauté, l'intelligence et la réussite, valeurs idéalisées dans le panthéon culturel, ne sont pas des dons, des réalités objectives ou objectivables. Impossible par conséquent de les acheter ou de les obtenir auprès d'un maître censé en détenir le secret et le mode d'emploi. Hormis un nombre restreint d'hommes et de femmes géniaux, doués d'une intelligence supérieure, ou jouissant d'une grâce et d'une beauté de Vénus, ou encore doués d'une vitalité et d'une créativité rares, l'écrasante majorité des individus peuplant la planète disposent approximativement du même capital de beauté, d'intelligence et de créativité. Cela ne dépend en rien de la couleur de leur peau ou de leur appartenance à une religion ou caste. Ce qui introduit des modifications d'une personne à l'autre, c'est l'interdiction ou l'autorisation de s'épanouir que chacune s'accorde ou se refuse. Évidemment, je n'évoque pas ici les conditions matérielles et économiques favorisant ou freinant, cela va de soi, le processus de floraison. C'est la raison pour laquelle, au sein d'un même groupe social, ethnique ou religieux, dans le cadre par conséquent des mêmes limites, il existe bien des disparités. Certains se sentent heureux et d'autres pas, certains réussissent et d'autres pas, c'est-à-dire que certains s'aiment, aiment leur corps et la vie, alors que d'autres, ne s'aimant pas, s'interdisent de réussir et s'autopersécutent. Les premiers s'autorisent à être, à exister, à vivre, à jouir, à réussir, à plaire, à prospérer, à briller, à gagner, alors que les seconds, à l'exemple d'Abel, se punissent, se mortifient en raison de la culpabilité inconsciente de leur enfant intérieur. Tout se passe comme s'ils s'arrangeaient pour perdre, échouer, manquer, s'enliser, se faire rejeter… Les premiers se croient dignes et les seconds pas. Christiane se situe dans le deuxième groupe.

Je suis convaincu que le même processus est à l'œuvre en ce qui concerne la santé. Celle-ci ne constitue pas non plus une grâce distribuée par un simple jeu de hasard, accordée aux uns ou refusée aux autres. Là aussi, certains s'autorisent à être en bonne santé parce qu'ils s'aiment, se soignent, font attention à eux-mêmes, s'occupent de leur bien-être. D'autres cherchent, au contraire, à se faire souffrir en se rendant malades, en ne se prenant pas en charge, en s'épuisant à travers le surmenage, en s'exposant aux dangers, en buvant et en mangeant n'importe quoi. De même, ils se privent des plaisirs de la vie, ne font pas de dépenses d'argent pour eux-mêmes, surtout certaines jugées égoïstes ou futiles, tout en se montrant généreux envers les autres. On fabrique sa maladie, on se rend malade bien plus qu'on ne le devient. La maladie remplit une fonction sacrificatoire, expiatoire. Elle signale un manque d'amour pour soi, une difficulté à s'occuper de soi avec bienveillance, comme une mère le ferait de son enfant. La maladie est signe d'une souffrance psychique inconsciente non dite, mal dite. Elle représente un châtiment somatisé, une punition déplacée sur le corps, afin d'expier une faute imaginaire, d'apaiser la culpabilité d'avoir souffert dans son enfance.

Le mécanisme de l'expiation se manifeste aussi, comme chez Christiane, à travers le phénomène du bouc émissaire. Celui-ci n'est jamais désigné non plus par le hasard ou par une mystérieuse fatalité. Le bouc émissaire, étant donné l'existence chez lui d'une forte culpabilité, se voit en quelque sorte fasciné, attiré par le châtiment. Il s'arrange alors inconsciemment pour devenir la cible privilégiée de l'agressivité de la horde, même s'il s'étonne toujours après coup en se demandant : « Mais comment se fait-il que ça tombe à chaque fois sur moi ? » Un animal prédateur n'attaque jamais une bête saine et « confiante » en elle. Il choisit toujours une proie quelque part « disposée », « complice », chétive, déjà blessée, fragile, « déprimée ».

Cela peut expliquer aussi, en grande partie, la situation de la femme battue, en particulier celle qui subit longtemps la violence et l'humiliation en silence, sans les révéler ouvertement. Il s'agit là encore d'une femme coupable dans son Ailleurs et Avant, bien qu'elle soit parfaitement innocente. C'est la raison pour laquelle elle se laisse frapper sans dénoncer et sans chercher à mettre immédiatement fin à son calvaire. La femme battue est inconsciemment convaincue qu'elle mérite un châtiment en raison de la culpabilité de son enfant intérieur. Cela n'excuse en rien la perversité de son partenaire maltraitant. Mais le loup n'est pas loup s'il ne trouve pas un agneau quelque part.

En résumé, le mécanisme de l'expiation reflète l'existence et l'étendue de la culpabilité refoulée tout en étant destiné à en atténuer et à en circonscrire les dégâts et méfaits. Seulement, il ne produit pas toujours l'effet escompté. Cela signifie que le déprimé, en s'interdisant tout au long de sa vie d'exprimer son agressivité et en la retournant de façon masochiste contre lui-même, finit par s'y habituer en devenant « accro », dépendant. Contrairement à la croyance commune, le risque d'accoutumance à la souffrance est bien supérieur à celui de l'accoutumance à des choses heureuses. Ce fonctionnement malsain, loin d'atténuer la culpabilité, ne peut que l'exacerber.

Pourquoi ? Parce que, au fond, le pire des péchés pour l'inconscient, la pire forme de faute, c'est d'avoir cédé sur son désir, de l'avoir renié, trahi, floué, frustré. Le pire des péchés, c'est de se faire du mal, de se maltraiter, de se priver, de se persécuter, de se tourmenter, de se torturer en s'interdisant de jouir. Un sage a dit dans le Talmud : « Le jour du Jugement dernier le Saint Unique, béni soit-Il, demandera à chacun de Lui rendre des comptes sur tous les plaisirs qu'il s'est refusés ! »

À l'inverse, la manière la plus saine de calmer sa culpabilité consiste à cesser de la refouler. Il est essentiel de pouvoir la reconnaître, l'accueillir, l'assumer en commettant la faute au lieu de l'éviter. La déculpabilisation se révèle comme étant un processus malsain de refoulement supplémentaire. Au contraire, rentrer enfin dans la faute, celle de s'aimer et de se protéger, celle de jouir et de s'accepter vivant, permet de faire éclater le carcan austère et rigide à l'intérieur duquel la culpabilité avait constitué le Moi prisonnier et esclave.

Lorsque Christiane répète qu'il existe deux personnes en elle, comme deux sœurs jumelles, cela ne traduit pas l'existence d'un phénomène de dédoublement schizophrénique. Elle cherche à signifier par là qu'elle est prise entre deux puissances qui se chamaillent en elle, à l'exacte image de ses parents. L'une de ces forces se situe du côté de la mort, de l'expiation, du Thanatos (« La mort est ton meilleur cadeau »). L'autre s'abreuve aux sources de la vie, de l'amour et de l'Éros. L'une se révèle comme étant l'écho de la parole maternelle, de sa malédiction, plutôt (« Tu aurais dû crever dans ta couveuse », disait sa mère). L'autre renvoie au désir, à la vitalité que Christiane conserve malgré tout et qui bouillonnent quelque part en elle. Mais cette seconde puissance, bien que positive et constructive, semble en fin de compte chétive, fragile, inféodée à la négativité funèbre de la première. C'est la raison pour laquelle Christiane, sous l'emprise du discours de répulsion maternel, s'interdit, frappée d'indignité et de non-mérite, de s'aimer, d'aimer et d'être aimée. Elle rejette parce qu'elle a été rejetée, ou parce qu'elle s'est sentie et crue rejetée. Elle cherche en agissant de la sorte à se protéger, à se blinder face à d'éventuelles déceptions futures. C'est pourquoi elle arbore un masque froid et sauvageon en répétant à satiété qu'elle n'a pas envie, qu'elle n'aime pas, qu'elle ne veut pas, qu'elle est indifférente...

Tout se passe comme si cela l'arrangeait de ne voir, de ne capter, de ne manipuler que des énergies négatives de non-amour, dont le mode d'emploi lui est familier. Comme si le commerce, l'import-export des sentiments positifs d'amour et de tendresse auxquels elle n'est pas habituée, risquait de représenter une menace pour elle et de la déstabiliser.

Ainsi, son intense besoin d'amour et de fusion, naguère inassouvi, au lieu de chercher à se satisfaire, se camoufle, s'inverse en une indifférence affichée, pour finir par s'immoler sur l'autel de l'expiation. La boulimie d'amour devient boulimie de nutriments doux, sucrés, qui, loin de restaurer quoi que ce soit, endommagent le corps et l'esprit par le biais d'une jouissance masochiste perverse. Dans ces conditions, la souffrance actuelle de Christiane ne renvoie pas à une privation quantitative d'amour, mais à la culpabilité, autrement dit à la certitude que cette privation, dont elle est l'objet et la victime, est de sa faute, en raison de son indignité foncière, originelle, en raison de la malédiction maternelle !

De surcroît, la figure non aimante, voire persécutrice, de la mère empêche Christiane de l'aimer de façon spontanée et naturelle en lui interdisant l'expression nécessaire de son affection pour elle. Le vrai poison affectant le psychisme enfantin ne concerne pas tant la privation d'amour que le sens de cette privation (« C'est de ma faute ») et la conséquence logique qui en découle (« Je ne peux pas aimer maman ! »). Lorsqu'un enfant voit sa *pulsion d'aimer* ses parents bloquée en raison de la négativité des images, la totalité de cet amour séquestré, non utilisé, se transformera en haine de soi et le rongera de l'intérieur. On repère invariablement les deux mécanismes de la culpabilité de l'innocent et du blocage de la pulsion d'aimer et d'attachement chez les enfants « élevés », si l'on peut dire, au sein de familles discordantes, maltraitantes. L'enfant a besoin d'aimer ses parents pour pouvoir se séparer d'eux, en introduisant une certaine distance. Le véritable amour unit les corps et les cœurs, certes, mais il permet aussi la différenciation, le détachement, le dépassement de la fusion originelle. L'amour ne peut exister que dans le respect des différences. Tous les enfants qui se sont vus empêchés d'aimer leurs parents, en raison de leur sécheresse ou de leur brutalité, resteront psychologiquement collés à eux, dépendants, ou s'enliseront dans les sables mouvants de la haine en rompant définitivement les liens. Or toute rupture entre les parents et l'enfant est la preuve d'une impossibilité de se séparer en raison d'un climat de fusion et de confusion inconscient. Seul l'amour rend la séparation envisageable, dans la paix et le respect des identités.

La haine ternit l'âme dans la mesure où elle empêche l'avènement du pardon accordé aux parents, mais surtout à soi-même. Elle se transforme ainsi en une autosanction supplémentaire.

Je reste d'ailleurs convaincu qu'il serait impossible de se séparer de quoi que ce soit ou de quiconque sans l'aide de cette puissante énergie que représente l'amour. C'est peut-être la raison pour laquelle Jésus exhortait le fidèle à aimer son ennemi. Comment comprendre un tel phénomène ? Je propose d'en donner deux motifs psychologiques essentiels. D'abord, aimer quelqu'un ou quelque chose que l'on aime déjà constitue un acte naturel, évident, facile, agréable, confortable, spontané. Cela n'exige aucun effort, aucune remise en cause, aucun travail sur soi. En second lieu, la haine, l'hostilité, l'animosité, l'antipathie, la colère, l'aigreur et la rancune, même si elles semblent dans un premier temps inévitables, séquestrent le Moi en lui barrant le chemin de la séparation, en le maintenant dans la fusion. On ne peut se séparer, s'en aller pour soi que dans l'amour. Par conséquent, « aimer son ennemi » peut signifier faire preuve de bienveillance à l'égard de ce ou de celui qui nous dérange, nous inquiète, ne nous obéit pas, qu'on ne veut pas être, que l'on refuse en soi...

Je crois notamment qu'« aimer son ennemi » veut dire respecter sa dépression, considérée comme l'ennemie intérieure, ainsi que tous ceux qui pensent, désirent et se comportent différemment de nous, l'enfant, le collègue, le conjoint et les autres. C'est la raison pour laquelle il m'a toujours paru inconcevable de souhaiter « se débarrasser » de ses symptômes sans se montrer capable, à un moment ou à un autre, de les « aimer », c'est-à-dire d'écouter le message qu'ils cherchent à nous livrer. Cela signifie plus concrètement que pour « guérir la dépression » il faudrait d'abord pouvoir l'aimer, l'accepter, la reconnaître, cesser de lutter par tous les moyens contre elle, comme s'il s'agissait d'une maladie honteuse. De même, il faudrait parvenir à envisager l'ensemble des autres symptômes, dans une perspective nouvelle et maturante, « avec amour », qu'il s'agisse par exemple de l'alcoolisme, de la boulimie ou du tabagisme. Cet « amour » semble absolument indispensable pour mettre en place et favoriser le processus de séparation. Il serait bénéfique de comprendre qu'à un certain moment de la vie le symptôme a exercé une fonction de protection en aidant le Moi à survivre, en l'empêchant de sombrer dans le néant. De plus, il est certain que ce qui permet de le résoudre se situe en son centre. C'est à l'aide du travail d'analyse que le Moi est susceptible de sortir de la prison, grâce à la découverte du sens. Au contraire, si l'on évacue le symptôme, si l'on efface la dépression par la seule chimiothérapie, on se prive de la possibilité de mettre sa signification en lumière. Je comprends qu'elle puisse être ressentie comme ce qui rend la vie impossible, donnant envie de s'en défaire, mais si elle est survenue, c'est justement parce que la vie n'était plus possible.

Seule une telle positivation de l'ennemi intérieur, par l'amour, c'est-à-dire l'écoute et l'accueil, peut délivrer le Moi de la souffrance de la fusion en introduisant un écart libérateur.

Naturellement, les médicaments conservent leur utilité lors de la phase critique : insomnie rebelle, anorexie sévère, idées de suicide... Mais les antidépresseurs, les somnifères et autres anxiolytiques, qui « camisolent » la dépression, contrecarrent la « guérison » à long terme en faisant avorter la maïeutique : renaître à soi-même dans la douleur !

Pour en revenir à Christiane, chez elle, ces deux nécessités que sont la capacité de donner de l'amour et celle d'en recevoir sont frustrées. Le besoin actif d'aimer et de donner s'avère aussi constructif que celui, passif, d'obtenir et d'être aimé. Dans ces conditions, le manque d'amour et de chaleur qui ne peut être ni ressenti ni exprimé par les mots sur le plan conscient emprunte pour se satisfaire la voie somatique détournée, déplacée, déviée, à savoir les douleurs dorsales et la boulimie.

Cette dernière remplit chez Christiane, comme chez les autres personnes qui en souffrent, une double fonction :

elle révèle un malaise qu'elle s'évertue en même temps à résorber. Elle témoigne en effet d'un vide affectif, qui est aussi une anémie narcissique, dû à une carence maternelle originaire, tout en cherchant à le combler, à le remplir. Le gavage boulimique procure rapidement par réplétion un certain bien-être que d'autres personnes cherchent à atteindre par le biais de l'alcool, de la drogue ou du tabac. La boulimie constitue dans ce sens un acte toxicomaniaque, bien que la nourriture ne soit ni une toxine ni prohibée par la loi. Mais une fois la boulimique remplie, repue et saturée du lait symbolique maternel, elle se fait vomir, elle évacue, expulse l'aliment absorbé de façon gloutonne, à la hâte. Pourquoi ?

La boulimique se sent coupable de manger. Tout se passe comme si, par le biais de la nourriture, elle volait, extorquait, chapardait, dérobait, cambriolait les portions d'amour dont elle a le plus besoin mais auxquelles en tant qu'indigne elle ne se donne pas droit. La boulimie et son corollaire, le vomissement, sont toujours ressentis comme étant une jouissance masochiste, masturbatoire, honteuse, coupable. Christiane se remplit compulsivement pour boucher, colmater ses trous existentiels, ses failles identitaires, mais à peine ceux-ci comblés elle se vide encore davantage, à l'image du yoyo qui monte et redescend entre l'euphorie et la dépression, et vice versa.

Au fond, la boulimique ne mange pas. Elle est plutôt dévorée, « bouffée » par ce qu'elle avale, à l'image de l'avare « possédé » par son argent et du tyran prisonnier de ses esclaves. Lorsqu'on s'entête à solutionner un mal-être psychique d'une façon concrète, on l'aggrave. Plus on boit l'eau salée de la mer et plus on attise sa soif !

Christiane se comporte de manière semblable en ce

qui concerne sa vie sexuelle, car il existe chez la femme une très grande similitude entre ces deux zones libidinales que sont la bouche et le vagin. Christiane se soumet parfois, prétendant ne pouvoir agir autrement, au devoir conjugal, comme dans le but de solder son endettement en payant « en nature » à son conjoint le prix de son hébergement. Mais elle ne se sent « femme », dit-elle, que dans le lien qui l'unit, de temps à autre, à son amant. Cependant, comme avec la nourriture, elle vomit, rejette, évacue ces deux hommes bouche-trous dès qu'ils manifestent envers elle de l'amour, dont elle a pourtant un besoin immense. Le corps et le cœur semblent chez elle dissociés, dichotomiques, comme la vie et la mort, comme ses jumelles, comme ses parents qui ne font pas couple, ne forment pas une unité harmonieuse et cohérente, ne sont pas unis par l'alliance. Christiane se laisse pénétrer par le « sexe » ou la « bouffe », par le biais de sa bouche ou de son vagin, mais son cœur n'est pas impliqué, il reste étranger, ne participe pas. Elle recherche désespérément l'homme et l'aliment, substituts maternels, mais dans les deux cas, en raison de l'expiation, elle adopte les mêmes réflexes répulsifs, rejetants, vomitoires. En un mot, elle rejette l'amant et l'aliment parce qu'elle-même a subi un rejet dans son enfance. Curieusement, elle repousse ce dont elle a le plus envie et besoin. Chez elle, l'ambivalence semble à son comble. Ce dysfonctionnement, devenu de plus en plus chronique avec le temps, s'est incrusté dans le Moi de Christiane. Il sera donc long et difficile pour elle de s'en dégager. La boulimie est désormais plus qu'une habitude, c'est une accoutumance, une manie, un réflexe automatique, une seconde nature, une drogue pour ainsi dire. Cela la fait certes souffrir, et elle ferait tout consciemment pour s'en guérir, mais inconsciemment elle reste collée à son vice.

La boulimie et le vomissement remplissent une fonction de châtiment qui, loin d'atténuer la culpabilité, l'embrasent !

Christiane, comme je l'ai dit, abrite en elle deux forces, ennemies, antagonistes, tirant à hue et à dia. La première, positive, constructive, l'encourage à vivre, à jouir, à exister en tant que telle, à s'aimer, à devenir elle-même. La seconde, négative, destructrice, la contraint à se replier sur elle-même, à se sacrifier, à se faire souffrir. Écho de la malédiction maternelle, elle cherche sans cesse à faire échouer la première.

Pour en revenir à la question du contre-transfert évoquée plus haut, je suis persuadé que le fait que j'ai ressenti des émotions positives à l'égard de ma patiente n'est point anodin. Il signifie que la patiente trouve à l'intérieur du thérapeute qui éprouve du plaisir à l'écouter et à la revoir un écho, un allié s'engageant du côté de sa vitalité, de la force de vie, de l'Éros en elle. Ainsi, Christiane n'est plus toute seule face à son monstre intérieur. Un tiers vient à son secours, se pose en contrepoids, en antidote de la malédiction maternelle : « Tu aurais dû crever dans ta couveuse ! » L'analyste devient dans ce contexte, sans le faire exprès, sans le vouloir, la bonne mère de son patient, contrebalançant la mauvaise mère persécutrice qui le mortifie du dedans. Ce phénomène me semble d'une importance capitale dans toute démarche thérapeutique, dans la mesure où il encourage le patient à développer en lui-même la bonne mère intérieure aimante et protectrice.

Christiane a réussi à établir, au bout de quelque temps, un transfert positif avec moi, son thérapeute. Elle se rendait aux séances avec joie et impatience, en souhaitant qu'elles soient plus rapprochées et plus longues. Cela signifie, je crois, que c'était bien la première fois qu'elle s'autorisait à « aimer » quelqu'un. Ce transfert a donc mis en place une forme de cocon « mère-enfant », une couveuse en quelque sorte où l'analyste/mère a permis à sa patiente/nourrisson d'achever sa période chrysalide, jadis écourtée de trois mois en raison de sa prématurité. Cette phase de la grossesse de l'analyste, pendant laquelle il est enceint de son patient, est une période-charnière, annonciatrice de progrès considérables. Au cours d'une thérapie, il est indispensable de restaurer la relation défectueuse mère/enfant avant de poursuivre le cheminement. Mais, bien entendu, cette restauration ne consiste pas seulement dans l'exercice d'une technicité ou dans l'application d'un savoir. L'analyste ne peut pas faire grand-chose pour mettre cette « couveuse » en place. À l'aide de son intuition, de sa vigilance et de sa conscience, il prend acte de ce qui est là ! Disons enfin que ce phénomène n'a rien à voir avec le sexe de l'analyste ni celui du patient. Dans tous les cas, au-delà des différences anatomiques, il s'agit d'une couvaison mère-enfant.

Au bout de quelques mois de thérapie, ma patiente a décidé de se séparer « amicalement » de son conjoint. Elle a loué un logement dans une autre ville à proximité de son travail. Elle se sentait heureuse, fière de son choix. Enfin, elle était parvenue à prendre une décision importante, sans trop de tergiversations, et à passer à l'acte. Elle réussissait ainsi à réaliser son vieux rêve, comme elle en était convaincue, celui d'être seule, de vivre seule, libre, autonome, indépendante, « sans homme ». Je comprenais bien, quant à moi, que cet acte ne correspondait pas vraiment au désir profond de ma patiente. Mais il s'agissait certainement pour elle d'une phase de l'évolution du Moi, et il fallait bien qu'elle en passe par là. Il arrive parfois qu'il soit nécessaire d'incarner un changement intérieur dans la réalité de la vie quotidienne. Christiane avait peut-être besoin de vivre une adolescence qu'elle avait laissée en suspens !

Christiane s'est montrée capable d'effectuer, pour la première fois, une démarche personnelle, un choix positif non dicté par la haine ou la rancune. Jusque-là, elle était noyée dans une mare de négativité, refusant d'aimer et d'être aimée, de donner et de recevoir. Jusque-là, elle avait beaucoup de peine à s'engager dans les choix, courant comme une fugitive d'une prison à une autre, sortant d'un puits pour tomber dans un second plus profond encore. Ce changement est advenu chez elle grâce à la diminution de la culpabilité de l'enfant intérieur, qui s'accaparait la plus grande partie de l'énergie libidinale afin de la retourner contre le Moi. Cela signifie que, durant de longues années, Christiane avait investi une grande part de son énergie psychique à expier des fautes qu'elle n'avait jamais commises mais que, bien au contraire, elle avait subies par le biais de la malédiction maternelle. La verbalisation, la prise de conscience de cette interdiction maternelle de vivre, a permis à Christiane de s'en dégager, de s'autoriser enfin à devenir elle-même sa propre mère, bonne et protectrice.

La dépression lui a certes occasionné beaucoup de souffrances, mais elle l'a aidée à découvrir, en le faisant remonter à la surface, le contentieux ancien relatif à la carence précoce des liens mère-enfant. Elle lui a permis de prendre conscience de ce vide, à l'origine de la culpabilité de son enfant intérieur innocent.

Florence :
l'enfant thérapeute

Florence est une jeune fille de 22 ans. J'ai beaucoup hésité avant d'écrire « jeune fille ». En réalité, elle ne correspond nullement à l'image que l'on a habituellement d'une personne de cet âge.

Elle fait penser à une petite fille prépubère ou, à l'autre extrême, à une vieille dame. Elle paraît immature, mais en même temps avancée en âge, telle une pomme qui serait verte et flétrie à la fois.

Elle n'est pas particulièrement petite, mais elle est maigre, blafarde, décharnée, squelettique presque, avec une poitrine plate. Elle ne pèse que 34 kilos, à peine, disons pour « arrondir » afin de compenser les « rondeurs » qu'elle ne possède pas.

Peut-être l'aurais-je prise pour un garçon si elle ne m'avait pas dit d'emblée qu'elle s'appelait Florence.

Peut-être l'aurais-je prise pour un asexué, tout en sachant bien qu'hormis les anges le troisième sexe n'existe pas.

Naturellement, j'ai assez rapidement deviné que j'avais affaire à une anorexique. Mais cela, Florence ne l'a pas évoqué tout de suite, alors qu'elle venait me consulter pour me parler de son poids, de son non-poids, plus exactement. Pourquoi ce silence ?

L'anorexie mentale est une affection qui atteint presque exclusivement la jeune fille. Il s'agit chez elle d'un désir acharné de se décharner dans la mesure où, quel que soit son poids par ailleurs, elle se trouve trop grosse, même parfois obèse.

Elle commence en général par sélectionner les aliments en refusant certains plats. Mais progressivement la restriction s'étend, devenant de plus en plus massive, rigide et globale. Elle saute alors des repas, par crainte de grossir. Cette diminution au départ volontaire et contrôlée se traduit peu à peu par une perte réelle d'appétit. Celle-ci est paradoxalement proportionnelle à la sollicitude de l'entourage : plus il insiste et menace, plus la jeune fille s'obstine et se cabre. Elle finit par croire qu'elle mange non pas parce qu'elle a faim, mais par gentillesse envers ses proches. L'anorexie risque alors de se transformer en un moyen de chantage.

Très souvent, la jeune fille se fait vomir en cachette, à l'aide d'une brosse à dents ou de ses doigts. Plus tard, les vomissements ainsi provoqués auront lieu de façon automatique et spontanée. Certaines usent et abusent des laxatifs ou s'adonnent à des exercices physiques excessifs pour maigrir.

Il arrive parfois que l'anorexie soit associée à la boulimie, c'est-à-dire à des crises impulsives et incontrôlées d'ingestion massive de nourriture, en général hypercalorique, en un temps extrêmement rapide, suivies de vomissements compulsifs. Elle s'accompagne toujours d'une aménorrhée (arrêt des règles).

L'amaigrissement, certes progressif, peut atteindre 40 % du poids corporel habituel. Cela veut dire qu'une jeune fille pesant 50 kilos risque de perdre jusqu'à 20 kilos. C'est la raison pour laquelle se pose le problème du pronostic vital, les chances de survie étant susceptibles de devenir aléatoires.

L'anorexie se cache parfois, dans ses premières phases, sous une apparence d'hyperactivité, d'excitation, d'agitation. Voilà pourquoi elle peut échapper au début à la vigilance de l'entourage.

Toutes les recherches sur cette affection concordent pour démontrer l'absence de trouble organique ou endocrinien, et concluent à une origine psychologique.

Contrairement à ce que pensent certains, l'anorexie n'est nullement le fruit de caprices, de la coquetterie ou de la dissimulation. Beaucoup de femmes ont recours à des restrictions alimentaires par désir de plaire, par envie de séduire, pour correspondre à des modèles esthétiques et culturels, enfin par identification à telle actrice ou à tel mannequin. Dans tous ces cas, il s'agit d'un phénomène volontaire, transitoire et réversible. L'anorexie mentale de la jeune fille, elle, n'est pas un choix libre et conscient, mais une contrainte.

Certains auteurs la considèrent comme une pathologie autonome, à part. À mon avis, elle représente une des formes cliniques de la dépression, qui comporte de multiples facettes. Cependant, cette controverse entre spécialistes n'est pas, pour les non-professionnels, d'un intérêt capital.

Florence est célibataire. Elle n'a pratiquement jamais quitté le foyer familial. Elle s'est simplement séparée de ses parents, de façon partielle, pendant ses deux années d'études de comptabilité dans une ville voisine, à 35 kilomètres de chez elle.

D'après Florence, l'origine de sa dépression se situe

dans une rupture sentimentale ayant eu lieu six mois auparavant, environ deux mois après la fin de ses études. Mais la vérité est plus complexe, plus nuancée que cela. Naturellement, Florence ne ment pas, mais elle ne se dévoile pas d'emblée. Peut-être a-t-elle besoin de temps et de confiance pour parler d'elle-même.

Le travail du psychothérapeute ressemble ici à celui d'un détective : il ne peut se contenter, pour mener son enquête, de ce qui lui est donné à voir et à entendre. Il lui faut notamment être attentif à ce que le patient tente de taire dans ses aveux et confidences.

Ainsi, le diplôme de comptabilité n'a pas mis fin aux études de Florence dans le sens de l'achèvement, mais bien plutôt dans celui de l'arrêt, de l'avortement, car elle a échoué à l'examen final. Cela paraît surprenant dans la mesure où, durant toute sa scolarité, Florence s'est montrée une élève et une étudiante douée et brillante. Cet échec brutal, à deux doigts de l'obtention du diplôme de fin d'études, semble incohérent et invraisemblable.

Comme nous le verrons plus loin, en réalité, Florence n'a pas « raté » ses examens, comme on dit, elle s'est plutôt fait échouer, s'interdisant ainsi de devenir adulte et de quitter ses parents.

De même, en ce qui concerne sa rupture amoureuse, l'examen attentif de son discours montre que, loin d'avoir été rejetée par son bien-aimé, elle s'est masochiquement ingéniée à défaire les liens. Dans le fond, inconsciemment, c'est elle qui a pris la vraie initiative de rupture, même si c'est son ami qui a concrétisé ce souhait en passant à l'acte.

Florence a mis un certain temps à comprendre et à réaliser sa propre responsabilité dans ces deux échecs, ces deux souffrances qu'inconsciemment elle s'est infligées :

« Il y a encore six mois tout allait bien. Les études ne posaient pas de problème particulier. Mon ami était très amoureux de moi. Mais je ne sais pas pourquoi peu à peu je me suis laissé envahir et "dévorer" par l'angoisse. Je dormais mal. Je mangeais de moins en moins. Je me sentais énervée, fatiguée. Je séchais mes cours à la fac. Je passais de longues heures à me retourner dans mon lit ou à regarder la télé qu'en réalité, tout en la fixant des yeux, je ne regardais pas. Si quelqu'un me demandait de lui raconter ce que je venais de voir, je m'en sentais incapable. Du coup, je sortais beaucoup moins qu'avant. Je repoussais mon ami. Les relations sexuelles ne me disaient plus rien. Elles me dégoûtaient même, comme la nourriture. Je me forçais à ingurgiter quelques bouchées pour ne pas faire trop de peine à mes parents, inquiets de me voir dans cet état. Une fois sur deux, j'allais me faire vomir dans les toilettes. Après, plus rien ne descendait, je n'avais plus faim ! »

Nous sommes bien là face à un syndrome dépressif qui se caractérise surtout par le repli sur soi, la fermeture, l'occlusion des orifices, à savoir la bouche et le vagin, la congélation de la libido, du désir et des plaisirs simples.

Notons encore, chez Florence comme chez toutes les jeunes filles anorexiques, cette curieuse analogie entre la bouche et le vagin. En effet, le rejet de la sexualité génitale, la peur d'être pénétrée, l'angoisse de la grossesse et de la grosseur signifient le refus de devenir femme dans un corps d'adulte. D'où l'obturation de la bouche pour empêcher l'intrusion de l'aliment = pénis, ou au contraire son éjection vomitoire. Le langage populaire exprime bien d'ailleurs, à travers l'utilisation analogique des mots

« appétit » et « baiser », cette équivalence imaginaire entre les deux organes. D'ailleurs, il est fréquent chez les femmes sexuellement frustrées que la nourriture, c'est-à-dire la jouissance orale-buccale, vienne compenser, ou remplacer, le manque de jouissance sexuelle. De plus, chez certaines femmes ménopausées, le fait de grossir renvoie à la grossesse devenue inconcevable.

Revenons maintenant sur l'origine inconsciente de la dépression de Florence. Pourquoi une jeune fille de 22 ans jusque-là dynamique, bien dans sa peau, brillante dans ses études et vivant une relation amoureuse et sexuelle heureuse bascule-t-elle, en quelques mois, sans nulle raison apparente, dans la dépression ? Les vrais motifs gisent dans le secret de son inconscient, dans l'histoire de son enfance, mais aussi dans celle de ses parents, avant même sa naissance.

Les parents de Florence se sont mariés il y a de cela vingt-cinq ans. Auparavant, chacun d'eux avait vécu de son côté avec un premier conjoint. Sa mère était devenue veuve au bout de trois années de vie de couple ; son mari, emporté par un cancer généralisé, était stérile et ne lui avait pas donné d'enfant. Le père de Florence, lui, avait eu une vie de père de famille pendant plus de dix ans, avec deux enfants. Malheureusement, un jour, sur la route des vacances, une seconde d'inattention de sa part fut à l'origine d'un très grave accident de la circulation. Sa femme et sa fille décédèrent sur-le-champ. Son fils fut légèrement blessé. Le père, lui, fut gravement atteint et ne put quitter l'hôpital que neuf mois plus tard, après avoir subi plusieurs opérations chirurgicales.

Au bout de quelques mois, le destin frappa durement une nouvelle fois : son frère périt également dans un accident.

Les parents de Florence se sont rencontrés lors d'un dîner chez des amis communs. Ils ont décidé de se marier, non pas vraiment par amour, mais plutôt par un besoin de se venir en aide l'un à l'autre, afin de replâtrer leur existence brisée.

Florence est née de cette union, disons raisonnable, plus « thérapeutique » qu'amoureuse, trois ans plus tard.

D'où vient son prénom ? Il lui a été donné en souvenir de la première fille de son père, Florence, tuée dans l'accident.

Je suis très ému, et Florence avec moi, d'entendre cette histoire. Naturellement, pour elle qui connaît bien ce drame ce n'est pas une surprise ni une révélation. Mais en me le racontant c'est comme si elle l'entendait, elle aussi, pour la première fois. Florence pleure abondamment. Elle réalise qu'elle porte le prénom d'une morte, d'une disparue. Elle est venue au monde en remplacement, pour boucher un trou, cicatriser une blessure, remplir un vide.

La verbalisation de son histoire en psychothérapie ne consiste nullement à débiter la chronologie des bonheurs et des malheurs de son existence. Elle s'accompagne de l'abréaction, c'est-à-dire de la reviviscence des affects et émotions jusque-là refoulés parce que déliés de l'insupportable événement traumatisant.

En outre, il n'est jamais neutre ni anodin de porter le prénom d'un enfant appelé au ciel prématurément. Au contraire, cela pèse toujours comme un lourd fardeau, hypothéquant la construction de l'identité et la croissance.

Tout se passe comme si l'enfant substitutif dupliqué ne savait plus qui était mort et qui était vivant, ni s'il avait été désiré pour lui-même ou pour représenter un absent. De plus, il a tendance à se considérer comme un sursitaire, ou survivant, constamment menacé d'être frappé par le même funeste destin que son double précédent.

Comme je l'ai dit, ma patiente n'ignore pas les drames vécus naguère par ses parents. Mais il ne s'agit pour elle que d'un savoir, d'une information disons neutre, froide. Cette connaissance est certes enregistrée quelque part, dans un coin de sa mémoire, mais elle est déconnectée de l'émotion, comme si elle était extérieure à Florence et ne la concernait point. Ses parents lui ont raconté cette histoire une fois ou deux, lorsqu'elle avait 12, 13 ans, mais sans laisser transparaître leur souffrance morale. Ils ne se rendent jamais au cimetière. Dans la maison, il n'existe aucune photo des disparus ni aucun objet susceptible de remémorer ce passé pas du tout simple.

De toute façon, dans la famille de Florence, on ne se parle pas : « Mon père est souvent replié sur lui-même, très peu communicatif. Il ne parle pas de lui, de ses sentiments, de ce qu'il désire, de ce qu'il croit, de ce qu'il pense. Il a beaucoup de mal à manifester sa tendresse envers maman. Je n'ai jamais vu mes parents s'embrasser ou se tenir par la main. Les rares mots gentils qu'il me disait, c'était lorsque je ramenais des bonnes notes de l'école : "Je te félicite, ma petite Florence, tu as bien travaillé, je suis fier de toi. " Lorsqu'ils se trouvent ensemble et que je commence à parler, tout d'un coup mon père s'éclipse. Il s'en va au salon si l'on se trouve à la cuisine, par exemple, et vice versa. »

Dans cette atmosphère où les émotions sont tues et où un tabou entoure la mort, comment cet homme et cette femme se sont-ils dépêtrés des horreurs de leur histoire ? Comment la mère de Florence a-t-elle pu accomplir le deuil de son bien-aimé défunt ? Qu'est devenue la culpabilité qu'elle a forcément ressentie face à ce drame ? Quant à la souffrance du père de Florence, plus près du cauchemar, elle me paraît atroce, d'autant plus qu'il était réellement, juridiquement fautif de la mort de sa fille et de sa femme.

Toutes ces croix, toutes ces culpabilités entassées, non dites, non métabolisées, non résolues, repoussées dans le coffre-fort de l'inconscient, ont été léguées à la petite Florence, héritées par elle. L'enfant, en effet, ressent, capte comme par des antennes, dans le contexte d'une communication infraverbale, tout ce qui agite et trouble l'inconscient parental, par-delà le masque, le maquillage et la carapace.

Le psychisme de l'enfant ne se construit pas uniquement en fonction de l'éducation manifeste, des paroles et des conduites de ses parents, des valeurs et des principes du conscient. Il est prioritairement façonné et imprégné par les conflits non résolus, les souffrances refoulées, les émotions non exprimées, les secrets non élucidés et les deuils non accomplis par ses géniteurs, en leur propre nom et en leurs propres place et temps. Dès lors, l'inconscient de l'enfant branché directement sur celui de ses parents absorbe et pompe en quelque sorte, au-delà de ce qu'il voit et entend, tout ce contentieux enfoui et caché, resté noué et repoussé dans l'inconscient, mais pas effacé pour autant.

Plus tard, la « maladie », le malaise ou le mal-être de l'enfant aura pour double fonction de révéler comme un miroir, tout en s'évertuant à la guérir, la tumescence parentale. Florence « tombe malade » pour guérir ses parents. Elle s'érige en thérapeute par le biais de la *quête de l'innocence.*

L'enfant thérapeute

La seconde manifestation révélant l'existence et l'ampleur de la culpabilité est relative à la quête de l'innocence. Celle-ci est destinée, comme l'expiation, à modérer la virulence de la culpabilité. Il existe entre ces deux mécanismes une identité de but (apaiser la culpabilité), mais celui-ci est poursuivi par deux voies différentes. Grâce au premier mécanisme, le sujet s'inflige des châtiments pour se punir contre sa mauvaiseté et sa monstruosité fantasmatiques, dans l'espoir d'obtenir le pardon et l'absolution. Par le second, il s'évertue à démontrer aux autres et à lui-même sa non-culpabilité, son innocence, sa blancheur, sa pureté, sa bonté, son innocuité, son dévouement, sa gentillesse.

Cette quête de l'innocence commence dans l'enfance et perdure la vie durant. Il me faut rappeler ici que l'édification du psychisme et de l'identité du petit humain nécessite une quantité considérable d'énergie, d'amour, de libido, appelée la libido narcissique, puisqu'il s'agit de la mise en place de son narcissisme c'est-à-dire de l'amour pour lui-même, qui lui permettra plus tard de s'aimer, d'aimer les autres et la vie. Plus il est petit et plus il a besoin de pomper, d'aspirer de la libido, matériau privilégié de construction de son psychisme. Il a certes aussi besoin de limites, de frustration, d'interdit, d'autorité, bref de la fonction paternelle symbolique. Mais celle-ci n'est pas le contraire de l'amour, elle ne constitue pas son opposé antinomique. L'autorité et la loi n'impliquent pas le non-amour. Elles ne sont pas destinées à neutraliser l'amour. Au contraire, l'autorité est amour. Elle s'accompagne de la fermeté, mais aussi de la tendresse et du respect. Elle ne suppose donc pas la brutalité, la violence, la perversion, la maltraitance, l'agression, l'effraction psychologique. Ainsi, la culpabilité de l'innocent ne provient pas de l'autorité, mais de la maltraitance perverse. Il s'agit des situations où l'enfant est témoin d'épreuves (divorce, maladie des parents) ou victime d'une maltraitance (rejet, abus sexuels). Chez Florence, la culpabilité est de l'ordre d'un héritage transgénérationnel, relatif à la dépression latente de ses deux parents. Dans tous ces cas l'enfant assiste, impuissant et désespéré, à l'arrêt de son approvisionnement narcissique. Il souffre d'une sécheresse, d'un manque, d'une pénurie, d'une carence, d'une anémie, d'une privation, d'une insuffisance narcissique. Pourquoi ? Parce que, dans de telles conditions, soit ses parents ne font plus couple (divorce, décès), soit, tout en étant là, ils sont psychologiquement absents, hors de l'alliance (ils s'agressent, sont déprimés, fatigués, absorbés par des soucis variés), soit enfin ils n'assument pas leur fonction de façon saine et adéquate (parents incestueux, maltraitants). L'enfant frustré de la présence et de l'amour de ses parents se croit coupable de la frustration dont il est en réalité la victime innocente. Il est convaincu que les épreuves, les revers et les chagrins qui frappent ses parents et les empêchent de l'aimer sont de sa faute. Il croit aussi qu'il lui incombe la mission de les guérir pour qu'ils puissent se remettre à le réapprovisionner narcissiquement.

À travers la quête de l'innocence, il s'agit donc de se donner le devoir de réparer ces dégâts fantasmatiques causés aux parents afin de les rendre heureux, de les soigner, de les secourir, de les protéger, de les déchagriner, bref de s'ériger au rang de leur thérapeute. Cette stratégie, par l'*inversion générationnelle*, est destinée en fait à rendre les parents à nouveau disponibles, psychologiquement présents, attentionnés, chaleureux, enveloppants, aimants.

Nous connaissons tous, en tant qu'adultes, l'inquiétude que l'on éprouve tout au long de la vie pour ses enfants, leur santé, leur bonheur, leurs études, leur métier, leurs histoires d'amour... Mais nous ne nous souvenons plus, ayant recouvert notre passé par l'épais manteau de l'oubli, de l'anxiété que nous avions à l'égard de nos propres parents. Celle-ci semble d'autant plus toxique que l'enfant se voit dans l'impossibilité de la ressentir et de l'exprimer, encore plus de la mettre en mots. Cependant, lorsqu'elle dépasse un certain degré d'intensité, elle prolonge le contexte fusionnel/confusionnel en empêchant les processus d'autonomisation et de séparation d'advenir. C'est ce qui explique les phénomènes de retard dans le développement affectif : l'immaturité et la dépendance. Cette dernière ne renvoie point à la difficulté de l'enfant de se passer de ses parents pour voler de ses propres ailes hors du nid familial. Elle traduit, au contraire, l'angoisse de l'enfant d'abandonner ses parents, de les quitter, et la culpabilité qui en découle. Il a trop bien compris et réalisé, sans le comprendre consciemment, le besoin de ces derniers de le conserver en tant que béquille et complément. Donc l'enfant, en restant dépendant, croit faire plaisir aux grands puisqu'il répond à leur demande inconsciente en s'érigeant en tuteur, gardien, surveillant, veilleur. Il ne s'en va plus. Il reste là pour remplir sa fonction de protecteur, d'appui, de support et de soutien.

L'anorexie mentale de Florence, nous allons le voir, répond inconsciemment à ce besoin.

Mais comment l'enfant intérieur coupable procède-t-il pour guérir et sauver ses « parents/enfants » ? En prenant de façon magique sur lui, en absorbant comme un buvard, en aspirant comme un aspirateur, en avalant comme un siphon, en suçant comme une sangsue, en essuyant comme une éponge, en puisant comme une pompe, le mal, l'affliction, le malheur, la souffrance, la plaie, bref la dépression dont il les croit atteints, afin de les en délivrer.

Voici une petite parenthèse historique : les Athéniens de l'époque classique avaient mis au point une méthode de guérison par « décontamination », utilisant le sacrifice humain. Ils entreposaient et entretenaient dans leur cave, tout au long de l'année, de pauvres gens, esclaves et personnes de basse extraction. Lorsqu'une calamité se présentait (épidémie, sécheresse, famine, stérilité, maladie...), ils menaient en procession deux des esclaves (l'un pour les hommes, l'autre pour les femmes) à travers les rues de la ville. Ceux-ci étaient censés endosser les maux qui accablaient ses habitants pour les en débarrasser. Ensuite, les Athéniens sacrifiaient ces *victimes émissaires*, ou les chassaient hors des limites de la cité, afin de purifier et de guérir la communauté tout entière. Et, comme il vaut toujours mieux prévenir (en grec « prophylaxie ») que guérir (en grec « thérapeutique »), ils avaient institué ce rituel sacrificiel apotropaïque (qui détourne les maux) à une date fixe chaque année, l'incorporant dans leur calendrier festif. Une fois l'an, le 6 du mois de mai, calamité ou pas, ils procédaient à cette cérémonie purificatrice. Elle permettait de rétablir l'ordre et le cours normal et naturel de la vie par le sacrifice non pas du coupable, inconnu, mais d'un coupable, quelconque, anonyme, interchangeable, chargé d'aspirer le mal.

Savez-vous comment étaient nommées ces victimes émissaires ? *Pharmakos*, c'est-à-dire « homme-remède », de la même famille que « pharmacie ». On les appelait aussi *katharma*, c'est-à-dire « hommes purificateurs », de la même famille que *catharsis*. Ce rituel n'est évidemment pas sans nous rappeler la crucifixion de Jésus, qui a également eu valeur de salut collectif. En effet, d'après le récit christique, Jésus était blessé pour les péchés de tous, et le châtiment qui est tombé sur lui a procuré la paix à tous les hommes, leur permettant ainsi d'être guéris de leurs meurtrissures.

Bien entendu, ce genre de pratiques barbares avec sacrifices humains, boucs émissaires et esclaves qu'on engraissait comme des bêtes avant de les immoler dans un but apotropaïque, prophylactique et thérapeutique n'existent plus. Dans nos sociétés civilisées modernes, basées sur le respect des droits de l'homme, la justice, l'égalité, la raison et la solidarité, elles semblent totalement obsolètes et périmées.

Elles subsistent néanmoins, avec les croyances qui les sous-tendent, dans notre inconscient collectif, qui est le dépositaire et le terreau en chaque individu de l'humanité antique, de la mentalité primitive et archaïque. Ces fantasmes sont immortels, ils existent de manière identique chez tous les individus de la planète, y compris chez ma jeune patiente.

Nous pourrions même nous demander si, en raison précisément de leur disparition du champ social visible, de telles coutumes antiques n'ont pas été, en redoublant d'intensité, intériorisées, autrement dit si elles ne se pratiquent pas inconsciemment aujourd'hui encore plus qu'hier. Ne continuons-nous pas, en effet, à nous sacrifier pour autrui ou à sacrifier autrui pour nos intérêts ? Rien n'a fondamentalement disparu, les choses ont simplement changé de forme et de visage. La mentalité sauvage et la pensée magique sont demeurées vivantes en nous nonobstant les progrès de la rationalité.

Voilà donc la manière dont l'enfant intérieur coupable procède pour devenir *pharmakos*, c'est-à-dire pour s'ériger en thérapeute afin de décontaminer, de purifier, de guérir ses parents en absorbant magiquement leur dépression, de sorte qu'ils puissent garantir son approvisionnement narcissique. La dépression parentale dont il est question ici se présente parfois comme étant une souffrance récente (mésentente conjugale, maladie, chômage...). À d'autres moments elle provient de l'histoire, de l'enfance, du passé de l'un des parents ou des deux. C'est alors une dépression héritée, transgénérationnelle dans la mesure où ils auraient vécu des vies malheureuses en ayant été eux-mêmes à leur tour témoins ou victimes de violences. L'enfant intérieur coupable se branche donc sur l'inconscient de ses parents, en dehors et en plus de la relation quotidienne consciente et réelle qu'il entretient avec eux. Il reçoit ainsi deux sortes de messages émanant d'eux : les uns conscients, constitués par les actes et les paroles, par le paraître, et les autres relatifs à la vérité inconsciente, celle qui ne se voit pas, qui ne s'entend pas, mais qui se ressent. Cela veut dire que l'enfant sent, saisit les émotions secrètes non dites, les désirs inavoués, les craintes, les doutes, l'amour ou la haine des parents à son égard. Il sait, mais sans le savoir consciemment, si ceux-ci s'aiment vraiment, s'il est le fruit de leur amour ou d'un accident, s'ils sont véritablement présents, s'ils sont bien dans leur peau, en paix, ou si au contraire ils sont absents, tourmentés, rongés par des soucis, déprimés, par-delà leur apparence et leur maquillage. L'enfant est pénétré, imprégné par leur être vrai et profond bien plus que par leurs discours, actes ou principes éducatifs conscients.

Ce que je trouve particulièrement extraordinaire, c'est que l'enfant connaît, sans le connaître évidemment, le passé de ses parents, leur enfance. Il sait s'ils ont été heureux ou malheureux, s'ils ont souffert, s'ils ont été témoins ou victimes de maltraitances. Bien entendu, il ne le sait pas sur le plan conscient. Mais il n'ignore rien finalement dans la mesure où chacun reste pénétré, tatoué par l'histoire ancestrale, la *mémoire transgénérationnelle* inoubliable inscrite dans l'inconscient familial.

Dans ces conditions, l'enfant intérieur coupable, déguisé en *pharmakos*, rentre en relation souterraine, infraverbale, non pas tant avec son père et sa mère comme personnes adultes, mais avec l'enfant que chacun d'eux fut, avec l'enfant blessé que chacun porte en lui, pour le guérir. Cela éclaire d'un jour nouveau l'anorexie de Florence.

En règle générale, les parents qui ont subi des souffrances dans leur enfance adoptent face à leurs propres descendants deux types de comportements différents :

1 – *La répétition*. Ils recréent comme par mimétisme, sans en être conscients, le même contexte, la même ambiance, les mêmes phénomènes : maltraitance, alcoolisme, inceste, aventures extraconjugales. Il s'agit là d'une sorte de malédiction qui se répète de manière inévitable parce que inconsciente, comme s'ils cherchaient à se venger des sévices éprouvés jadis.

2 – *La compensation.* Ils s'inscrivent dans une position diamétralement opposée, cherchant à se sacrifier pour leurs enfants, faisant l'impossible pour qu'ils ne manquent de rien, qu'ils ne souffrent point des maux qu'ils ont eux-mêmes endurés par le passé, qu'ils n'affrontent pas les mêmes frustrations, blessures et manques. C'est de cette manière qu'on a pu fabriquer des millions d'« enfants rois » pourris, gâtés, comme on le dit et comme on le croit, mais en fait endettés et coupables, coupables d'avoir tout et plus encore pour être heureux mais de ne pas l'être tant que cela, coupables d'avoir ainsi dépossédé leurs parents.

En vérité, quelles que soient les conditions matérielles mises en place, les façons de dire ou de faire, les techniques, les principes et les précautions éducatifs affichés ainsi que la volonté de couvrir son passé sous une chape de ciment, l'histoire transgénérationnelle reste à jamais sauvegardée dans le « disque dur » du roman familial.

L'enfant *pharmakos* capte avec ses antennes de petit Martien cette souffrance parentale enfouie et cherche à guérir l'enfant intérieur déprimé que le parent porte en lui.

Ce genre de dysfonctionnements au sein du triangle père-mère-enfant pourrait perdurer durant de nombreuses générations, reproduit indéfiniment. Jusqu'au jour où quelqu'un a le courage de se mettre à l'écoute de sa dépression en la considérant avec bienveillance, comme le miroir et le messager de l'inconscient familial, avec la promesse de briser le cercle vicieux et infernal. La dépression sera alors susceptible de se transformer en un tremplin et de devenir une chance, une occasion de résurrection et de délivrance.

Il n'est nullement dans mes intentions de chercher à culpabiliser les parents. J'essaie seulement de montrer l'importance de la transmission inconsciente en relativisant l'impact des vicissitudes de la réalité, somme toute contingentes.

Par exemple, Florence, élevée comme une princesse, a toujours été très aimée par ses parents. Par son père, qui voyait ressuscitée en elle sa première petite Florence, et par sa mère, enfin fécondée et devenue maman. Bien entendu, comme on peut le deviner aisément, elle a été l'objet de toutes les attentions, hyperprotégée, choyée, dorlotée, couvée, tant l'inquiétude et la joie parentales étaient grandes. Sa mère s'est réservé la prise en charge physique de sa fille, et son père celle de sa scolarité. La première satisfaisait les moindres désirs ou caprices de Florence, pris pour des besoins vitaux, en les devinant et en les devançant même parfois, sans leur opposer aucune limite ni frustration pour ne pas froisser la petite reine. Ainsi, elle a continué de laver, d'habiller et de coiffer sa fille même après la puberté. Enfin, elle lui a toujours servi à manger seule, devant la télé. Très peu de repas étaient pris en commun par la famille. Il fallait assurer à la petite tout le confort et la quiétude nécessaires.

Ce trio a perduré jusqu'à l'obtention du baccalauréat. Je dis bien trio, et non pas triangle père-mère-enfant, dans la mesure où chacun ici végétait dans sa bulle, sans véritable communication ni échange avec les deux autres. Après le bac, Florence a fait la connaissance de son ami, a partiellement quitté le foyer familial et débuté ses études comptables.

Le portrait de famille de toutes les jeunes filles anorexiques ressemble étrangement à celui de Florence. On y rencontre les mêmes structures fondamentales : une mère poule, hyperprotectrice, abusive et cannibale, en fusion inséparable avec sa fille. On note, d'un autre côté, l'existence d'un père psychologiquement falot, faible, effacé, absent. Enfin, la famille fonctionne en cage, en vase clos, sans réels contacts avec l'extérieur. En effet, les parents de Florence n'entretiennent pas beaucoup de relations amicales. Ils ne sortent pas souvent, ne reçoivent pas, ne participent pas régulièrement aux réunions de famille, communions, mariages...

D'après Florence, la ghettoïsation familiale est due aux difficultés de communication de son père, qui a rompu progressivement la plupart des liens qui l'attachaient à ses proches. De plus, non seulement il a cessé toute relation avec son fils, le demi-frère de Florence, mais il a réussi à éloigner sa femme de sa propre famille. Cette cellule trop repliée sur elle-même manque manifestement d'ouverture, d'oxygène, d'aération. Dans ces circonstances, Florence est devenue (mais elle était destinée à ce rôle dès sa naissance) la seule et unique raison de vivre, le seul centre d'intérêt de ses parents, qui ont cessé d'exister par et pour eux-mêmes afin de se consacrer exclusivement à elle. Elle était hyperinvestie, porteuse des idéaux, des désirs et des espoirs de ses parents, mais aussi de leurs inquiétudes. Certains enfants souffrent du manque de tendresse, de chaleur et d'attention. Ils survivent dans la famine, la pauvreté d'investissements affectifs, sans parvenir à apaiser leur faim et leur soif d'amour. À l'inverse, Florence souffre de l'excès de sollicitude. Certains meurent de pénurie, d'autres d'opulence.

Au fond, Florence était tout pour ses parents. Elle incarnait aux yeux paternels la petite Florence qu'il avait

« assassinée ». Elle représentait pour la mère la seule enfant, la seule fille qu'elle avait conçue. Pour les deux, elle symbolisait, et remplaçait, toute la famille et tous les amis qu'ils ne fréquentaient plus.

Ce surinvestissement s'est avéré très pesant pour Florence dans la mesure où, endettée par tant de générosité, elle se sentait contrainte de personnifier la fille modèle, idéale, sage, gentille, polie, obéissante, brillante à l'école… afin de ne jamais faire de peine à ses pauvres parents, de ne pas les décevoir, de guérir leur souffrance. Du coup, elle se sacrifiait pour eux, qui, de leur côté, ne vivaient que par et pour elle.

Mais alors pourquoi, si brutalement, après vingt ans de bons et loyaux services, Florence décide-t-elle inconsciemment de se révolter et de ne plus jouer son rôle de thérapeute et de bon objet ? Assiste-t-on désormais, en raison de l'apparition de l'anorexie, à un changement des rôles, à une redistribution des fonctions ?

Non ! En réalité, malgré les apparences, rien n'a encore été fondamentalement modifié dans l'économie familiale. Chacun continue à exercer la même mission, à occuper la même place.

En fait, la fonction de l'anorexie mentale, son utilité inconsciente, consiste dans l'interdiction que la jeune fille s'impose, à l'instant même où tout est en place pour qu'elle puisse proclamer sa nouvelle identité d'adulte et de femme, de concrétiser cette mutation. L'anorexie mentale lui permet, en redevenant petite fille, asexuée plus exactement, d'écarter le danger coupable d'abandonner ses parents pour qui elle incarne la seule raison de vivre, la seule espérance. Comme si elle cherchait à dire par là : « Maman, papa, ne soyez pas tristes ! Je serai toujours votre petite Florence. Je serai toujours dépendante de vous pour que vous puissiez vous occuper de moi, pour que vous puissiez vous sentir utiles. »

Cependant, je l'ai noté plus haut, si l'anorexie est le reflet du malaise familial, elle contient en même temps la promesse d'un changement radical.

Florence m'a dit lors d'une séance : « Depuis que mon père est malade... excusez-moi, je me suis trompée... je voulais dire depuis que je suis malade, mon père parle un peu plus, ma mère aussi se confie davantage. » J'ai trouvé le lapsus très significatif et parlant. Il montre à quel point Florence, en tant que symptôme, est porteuse d'un malaise qui, à proprement parler, n'est pas le sien. Elle est malade afin que son père ne le soit pas.

En tout cas, depuis l'apparition de l'anorexie, plus exactement depuis que Florence a commencé sa psychothérapie, les langues se sont déliées dans la famille. Les émotions, jusque-là sévèrement censurées et retenues, se libèrent et s'expriment davantage.

Ce n'est pas la première fois que je constate que, en raison de la solidarité souterraine inconsciente entre les membres d'une même famille, lorsque l'un d'eux s'engage dans un travail de dépollution et de restauration de son psychisme, cela se traduit par des effets positifs sur les autres. Sur le radeau familial, on sombre ou on est sauvés ensemble !

Mais que disent les parents, quel est le contenu de leur discours, dans la mesure où, paradoxalement, grâce à l'anorexie de Florence, ils ont maintenant un peu plus accès au monde de leurs sentiments ?

Le père a pu exprimer la grande souffrance physique, mais surtout morale, qu'il a subie après la tragédie dont il était juridiquement le seul responsable. Il a pu avouer, pour la première fois, ses envies suicidaires, auxquelles il a réussi à résister jusqu'à la naissance de Florence. Celle-ci a donné « un sang et un sens neufs » à son existence. Il a pu dire aussi, ce qui a beaucoup ému Florence, qu'enfant et adolescent il était plutôt joyeux, convivial et bon vivant, mais qu'il a été transformé, rendu méconnaissable même par cet accident. Il s'est de plus en plus replié sur lui-même, souffrant en silence. Il a décidé de s'éloigner de sa famille et de ses amis par crainte de leur jugement. La culpabilité de ce père apparaît d'autant plus écrasante qu'il a lutté contre elle en cherchant à la proscrire de son discours et de sa conscience.

La mère de Florence s'est également sentie très coupable à la suite du décès de son mari, qu'elle chérissait tant et avec qui elle était heureuse – « une âme dans deux corps ». Elle s'est longtemps reproché de n'avoir pas agi de telle ou telle manière pour le sauver, de ne l'avoir pas soigné et entouré comme il fallait...

Mais ce qui m'a paru encore plus déterminant que ces émois, cette nostalgie et ce regret coupables, ce sont les sentiments de la mère de Florence pour son mari. Elle a enfin avoué à sa fille qu'elle n'a jamais vraiment aimé ni désiré cet homme, et qu'elle ne l'a d'ailleurs pas épousé par amour mais dans l'espoir d'oublier son mari défunt, qu'elle n'est jamais parvenue à effacer de son cœur ni de sa mémoire.

Elle a encore récemment confié à Florence : « Tu comprends, le mariage entre ton papa et moi, c'était comme l'union entre le borgne et le paralytique. Lui avait perdu sa fille et sa femme, et moi mon mari. Chacun cherchait en l'autre une béquille, un tuteur, un soutien. Il est vrai que je n'ai jamais été malheureuse avec ton père. Il n'a jamais été méchant avec moi. Il est même gentil, mais ce n'est pas de l'amour. Je suis restée avec lui pour toi et ton bonheur, parce que tu étais là. Sans toi, je crois bien que je l'aurais quitté depuis longtemps déjà. »

La nuit qui suivit ces révélations maternelles, Florence fut envahie par un étrange sentiment où se mêlaient l'angoisse et le chagrin. Elle s'enferma dans sa chambre sans avoir rien avalé, malgré l'insistance de sa mère. Elle se tournait et se retournait toute la nuit dans son lit, agitée, pleurant sans cesse et repensant aux confidences recueillies. Elle finit par s'endormir vers 4 ou 5 heures du matin. Le lendemain, en se réveillant, elle éprouva une étrange sensation, plutôt agréable. Elle eut l'intuition que quelque chose allait changer pour elle et qu'elle commençait à comprendre.

« Voilà, me dit-elle lors de la séance suivante, j'ai compris que je ne devais pas quitter mes parents parce que c'est moi qui consolide leur mariage. J'ai peur qu'ils divorcent et qu'ils soient tous les deux malheureux si je ne suis plus là. »

Et elle se mit à pleurer sans pouvoir s'arrêter…

C'était bien là en effet l'origine de la dépression et de l'anorexie de Florence. Elle se croyait coupable de couper le cordon ombilical qui la ligaturait à ses parents au risque de rompre, par le même mouvement, la corde qui leur permettait à eux de rester ensemble. Elle se devait de servir de trait d'union, de pont entre eux, de liant, de ciment. Ainsi, elle s'était fait échouer à son diplôme final de comptabilité pour ne pas devenir adulte, financièrement autonome, pour continuer à rester petite fille et dépendante, ou plus exactement pour satisfaire le désir de dépendance de ses parents. De même, sans le souhaiter consciemment, elle s'était arrangée pour éloigner d'elle son fiancé. En résumé, elle s'interdisait de devenir une femme, dans un corps adulte de femme, sexuée, désirée et désirante, afin de ne pas trahir et abandonner ses parents.

L'anorexie n'est nullement une question d'aliments et de poids. L'anorexique n'a pas peur de grossir, mais de devenir une femme. Elle craint le face-à-face avec le désir masculin et la jouissance féminine. Elle cherche à mettre à mort sa féminité par le biais de l'effacement du galbe de sa poitrine et de ses hanches.

« Ma mère me disait souvent : qu'est-ce que je vais faire quand tu ne seras plus là ? Elle m'appelait trois fois par jour sur mon portable, matin, midi et soir, quand j'avais des cours à la fac. »

Ce refus inconscient de la féminité, contrairement à l'idée qu'avancent certains psychanalystes, ne traduit pas à mon avis le souhait d'une fille de se transformer en garçon afin de mieux correspondre à l'idéal parental. L'anorexique cherche à évincer ses deux dimensions d'adulte et de femme pour régresser vers l'enfant asexué. Ce faisant, elle cherche inconsciemment à protéger ses parents, à les guérir, à les sauver. Elle se sent coupable de réaliser son propre désir et son vrai destin. L'anorexie se présente donc comme une pathologie expiatoire.

L'identité de femme et d'adulte de Florence se voit, par le biais du symptôme anorexique, entravée, hypothéquée, voire paralysée, en raison de la souffrance de la petite fille en elle. Ainsi, ce n'est jamais la grande Florence qui désire, choisit ou décide. Elle est conduite, manœuvrée, gouvernée, dominée par cette puissance étrange de la petite fille en elle, de cette autre elle-même, occulte, inconsciente. C'est bien cette dernière qui interdit toute possibilité d'épanouissement et de jouissance, nullement par méchanceté, sadisme ou perversité, mais plus simplement par besoin d'expiation, par nécessité d'autopunition pour apaiser une culpabilité écrasante. Tout se passe comme si Florence ne s'autorisait pas à être heureuse, à mener sa vie librement et à en jouir, pour devenir *thérapeute familiale*.

Florence a compris, avec le temps, que plus elle cherchait à faire taire, c'est-à-dire à refouler, la petite fille en elle, plus celle-ci devenait tyrannique et toute-puissante. Elle a surtout réalisé que ce n'était pas elle, l'adulte, qui était malade, mais la petite fille intérieure qui, en se sacrifiant, s'efforçait d'apaiser les craintes et la culpabilité qu'elle ressentait en voyant ses parents malheureux, inutiles et abandonnés.

Évidemment, cette volonté thérapeutique anxieuse n'attend pas l'âge « adulte » pour apparaître. Elle existe et fonctionne dès l'enfance. D'ailleurs, elle est d'autant plus pesante que les petits se voient, en raison de leur faiblesse, dans l'incapacité de l'exprimer clairement afin de se protéger ou de se défendre. Dès lors, toute cette angoisse, ni verbalisée, ni consciente, se déplace vers d'autres domaines, se fixe sur d'autres objets, lorsqu'elle n'est pas purement et simplement évacuée dans l'inconscient.

À titre d'exemple, un enfant dont les parents sont en instance de divorce peut se montrer grognon, collant, pleurnicher ou afficher un certain nombre de symptômes physiques – céphalées, maux de ventre... – en apparence pour ne pas aller à l'école et rester au chaud dans les bras de sa maman. En vérité, ce comportement régressif ne signifie pas forcément que l'enfant craint l'école, la séparation et l'éloignement. Il pourrait traduire au contraire le fait qu'il a bien saisi, sans les comprendre consciemment, le besoin et le désir maternels de le garder auprès d'elle afin de combler l'insupportable vide laissé par le départ de son mari.

Certains adultes, ayant oublié leur enfance, ont du mal à prendre la mesure de l'immense inquiétude de leurs enfants pour eux, leur volonté de les consoler, de les protéger, comme une maman, une thérapeute, une soignante.

Je crois bien que c'est à travers l'histoire de Florence que j'ai pu me rendre compte de l'importance de la dépendance des parents à l'égard de leurs enfants, qu'ils érigent, dans une inversion générationnelle, au rang de parents. Dès lors, l'enfant, vivant et réalisant, par procuration, une dépendance qui n'est pas vraiment la sienne, cherche inconsciemment, en devenant réellement dépendant, à faire plaisir à ses parents/enfants. L'enfant considéré comme immature et dépendant n'est pas forcément celui qui refuse de couper le cordon ombilical pour voler de ses propres ailes. Plus exactement, occupant une place parentale qui n'est pas la sienne, il se fait le protecteur et le thérapeute des parents qu'il ne pourra plus quitter, vissé par une forte culpabilité. Le souci prépondérant ne sera plus la peur d'être abandonné, comme le Petit Poucet, mais bien la crainte et la culpabilité de se détacher de ceux qui, il en est convaincu, ont besoin de lui pour survivre.

Une même volonté thérapeutique peut fonctionner dans la relation de couple. Au-delà du mariage entre deux adultes apparemment conscients et responsables, un homme et une femme, c'est bien les deux enfants intérieurs coupables et donc *pharmakos* qui s'attirent et se tendent la main. Nous vivons tous, sans nous en rendre compte, dans un univers peuplé d'enfants, morts ou vivants, de fantômes, muets ou parlants, d'âmes, mortes, réincarnées ou errantes. Chacun porte comme une croix ses souffrances propres ainsi que celles accumulées, non dites et non apaisées, subies par des générations précédentes. Chacun s'agite en tout sens, cherchant à guérir, à soulager, à absorber la dépression transgénérationnelle dans l'espérance d'apaiser ses propres douleurs, dans l'attente de trouver enfin l'amour dont il a tant besoin et qui lui manque.

Le vrai mariage consiste dans l'union et la relation d'alliance, de complicité, d'amour et de joie entre deux adultes, l'un masculin et l'autre féminin. Le terme « adulte » n'implique rien quant à l'âge. Il signifie être soi, marcher dans la voie qui conduit à devenir soi, aspirer à l'autonomie psychique aussi, c'est-à-dire ne pas avoir un besoin vital de l'autre comme tuteur, mais le désirer pour ce qu'il est. Cependant, lorsqu'il s'agit d'un lien d'une nature soignante plus qu'amoureuse, le couple est voué, à plus ou moins long terme, à la décomposition, ou risque de se transformer en enfer, en bagne, en carcan. Le lien malsain, pollué, nuisible, est celui basé non sur l'amour et l'attirance entre deux êtres, mais sur la rencontre insidieuse entre deux *pharmakos*, coupables et thérapeutes à la fois, cherchant à se guérir l'un l'autre de leur enfance malheureuse. Par exemple, une femme peut « tomber amoureuse » d'un homme non pas en tant que femme adulte dans une relation tendre et sexuelle avec un partenaire mûr, mais comme une mère qui soigne son enfant ou comme une petite fille cherchant à s'infliger des souffrances. Elle n'effectue donc pas un choix amoureux, gratuit, libre et conscient, dans la mesure où elle se trouve sous l'emprise de son enfant intérieur coupable, attiré par l'enfant intérieur blessé de son conjoint. Ce genre de femmes (mais il peut tout aussi bien s'agir d'hommes) confondent d'ailleurs facilement l'amour avec d'autres sentiments, tels que la pitié.

Lorsqu'elles rencontrent un homme qui leur fait de la peine, cela les touche et les ébranle dans leur fibre maternelle. Elles ont souvent tendance – elles s'arrangent plutôt inconsciemment pour que ce soit le cas – à « tomber » sur des hommes à problèmes qui ont moins besoin d'amour que d'assistance, d'une femme aimante que d'une infirmière. Il s'agit d'individus « paumés », instables, immatures, drogués, alcooliques, au chômage, endettés, vivant en parallèle une autre relation de couple compliquée, trouble et troublante.

Lorsqu'elles ont la malchance de « tomber » (mais il s'agit, là aussi, d'un choix inconscient et non d'un pur hasard) sur des hommes pervers, d'une moralité douteuse, elles perdent complètement leur lucidité, se laissant manipuler et téléguider à loisir. Cela expliquerait l'origine de nombre de cas de prostitution physique ou psychologique féminine. De tels hommes savent intuitivement détecter la présence de l'enfant coupable intérieur chez ces femmes. Ils titillent leur complexe d'Abel extrêmement sensible et maniable. D'ailleurs, ce type de relations amoureuses, caractérisé davantage par l'expiation et la quête de l'innocence que par le véritable amour, se désagrège dès que l'amante cesse de jouer la fonction protectrice et maternante de la sainte mère Teresa ou dès que l'amant délaisse son rôle de petit garçon malheureux. Curieusement, ces femmes ne vibrent nullement dans leur fibre amoureuse au contact d'hommes plutôt « bien dans leur peau », « sans problèmes » ; elles les trouvent fades, quelconques.

Naturellement, toute relation amoureuse contient, et heureusement, une certaine dose de volonté soignante, maternante. Chacun a besoin d'être enveloppé et soigné par l'autre comme un bébé et de soigner l'autre à son tour comme une mère aimante, à condition que cet aspect ne constitue pas le motif essentiel de la relation.

De même, certaines mères ne se ressentent véritablement et pleinement mères avec leur enfant que lorsque celui-ci est nourrisson ou malade, c'est-à-dire dépendant. Dans ce contexte, lorsque le petit se porte bien ou dès lors que, en grandissant, il n'a plus besoin de soins et de maternage, l'attention maternelle décroît, remplacée même par une forme de désintérêt. J'ai entendu plus d'une femme dont les enfants étaient déjà grands formuler le souhait de « faire » un bébé afin d'assouvir ce besoin. Il est certain qu'une nouvelle maternité, en faisant appel au côté *pharmakos*, procure provisoirement un sentiment jouissif de plénitude, d'utilité, de positivité, mais aussi de domination et de maîtrise.

Il est certain aussi que tout adulte ayant joué naguère un rôle de thérapeute à l'endroit de ses propres parents risque d'amener son enfant à jouer un rôle semblable. Il lui demande l'amour et la reconnaissance en étant le père ou la mère idéal(e) afin de combler les manques et de cicatriser les blessures de son enfant intérieur.

Pauline :
pour réussir à « tourner la page »

Pauline est une jeune fille de 19 ans. Lorsque je l'ai rencontrée pour la première fois, j'ai été saisi par son aspect froid, voire glacial. Son visage lisse, inexpressif et blême ne laissait transparaître aucune chaleur affective. Je l'ai trouvée plutôt belle d'emblée, mais cette première sensation s'est rapidement estompée à l'écoute de sa voix monocorde débitant un discours d'un ton plat, monotone.

Pauline me parla, aussitôt installée dans son fauteuil, non pas d'elle-même ni de la souffrance qui l'avait amenée à consulter mais de sa famille. Elle me dit qu'elle était inquiète pour ses parents et qu'elle ne savait que faire pour améliorer la très mauvaise ambiance familiale.

Le récit de ses angoisses me laissa de marbre. D'habitude, je ne suis pas insensible. À l'inverse, j'éprouve souvent de la peine face à la douleur et au désarroi de mes patients, douleur que je comprends, que je partage aussi avec compassion, mais, il est vrai, sans apitoiement. Si l'analyste se laisse noyer en même temps que son patient, comment pourrait-il l'aider à remonter la pente ?

Mais je crois qu'en l'occurrence ma froideur n'était pas volontaire. Elle m'était plutôt communiquée, transmise par Pauline. Elle m'avait, en quelque sorte, contaminé. Il arrive souvent au psychanalyste de capter et de ressentir certaines émotions, positives ou négatives, qui ne sont pas motivées par ce que le patient exprime mais par ce qu'il n'exprime pas et que par-delà sa conscience il a enfoui au fond de lui-même. Cela constitue un des aspects de ce que l'on appelle le contre-transfert.

J'ai dû un peu insister pour que Pauline consente à me parler moins des autres et davantage d'elle. J'ai eu le sentiment que cette jeune fille n'existait pas en tant qu'elle-même, qu'elle n'était pas bien établie dans sa propre identité, ne s'autorisait pas de paroles et de désirs personnels.

Avant de commencer sa psychothérapie, elle avait séjourné durant plusieurs mois dans un hôpital psychiatrique de la région. Les motifs de cette hospitalisation renvoyaient à une anorexie sévère avec perte de poids, ainsi qu'à des tentatives de suicide par médicaments et à des actes d'automutilation. Pauline se tailladait les veines, s'arrachait la peau avec ses ongles, qu'elle laissait pousser, se scarifiait les bras, les cuisses et le ventre en se servant d'une aiguille ou d'un bouchon de stylo à bille écorné.

Je me suis demandé, face à l'ensemble de ces symptômes, à savoir l'anorexie mentale, les automutilations et surtout la froideur affective apparente, si Pauline n'était pas en train de chavirer dans l'univers de la schizophrénie. Il est vrai que celle-ci surgit de façon privilégiée à l'adolescence, cette période particulière de l'existence caractérisée par le passage de l'enfance à l'âge adulte, hors de l'utérus familial. Il s'agit d'un virage, d'une transition décisive, d'une traversée menant d'une rive de la vie à une autre avec tout ce que cette mort et cette renaissance symboliques comportent de crises et de tourments. C'est la raison pour laquelle toutes les cultures ont instauré des rites d'initiation et d'accompagnement pour que l'adolescent ne se trouve pas seul et abandonné lors de cette odyssée, sans filet de protection au moment de cette bascule et de cette métamorphose intérieures. Malheureusement, ces rites étant progressivement tombés en désuétude consécutivement à l'écroulement des systèmes de valeurs en Occident, nos adolescents se trouvent aujourd'hui psychologiquement privés de soutien et de munitions, aussi bien du côté de leur famille que de celui de la société, pour négocier cette étape naturellement critique de leur croissance.

Mais diagnostiquer une schizophrénie n'est jamais une affaire anodine ni simple. Cela ne saurait se faire à la légère, de manière hâtive, sur la foi de ses seules impressions immédiates, dont il convient toujours de se méfier en s'autorisant justement un minimum de froideur professionnelle et de distance.

De plus, un tel diagnostic peut être ressenti comme une condamnation et accentuer le fantasme de son incurabilité. J'ai été convaincu à la suite de nos entretiens ultérieurs que, chez Pauline, il ne s'agissait pas d'une psychose schizophrénique mais d'une dépression névrotique dans la mesure où elle ne présentait aucune ambivalence, aucune dissociation, aucune faille dans le Moi ni enfin aucun élément délirant ou hallucinatoire.

L'histoire de Pauline, bien que tout à fait singulière en ce qui concerne la trajectoire et les événements personnels, ressemble à celle de Florence pour ce qui est de sa signification inconsciente. En voici les grandes lignes.

Il y a deux ans, Pauline était inscrite en terminale. Elle espérait passer avec succès son baccalauréat en fin d'année. Comme elle avait toujours été plutôt une bonne élève durant sa scolarité, personne ne doutait de sa réussite.

Mais vers le printemps, au fil des semaines, Pauline se mit à travailler moins. Elle commença peu à peu à se replier sur elle-même, devint moins bavarde, espaça ses rendez-vous et ses sorties avec ses copains. Cette chute assez rapide et inattendue des performances scolaires et de l'élan vital s'accompagna d'un affaissement de son humeur et de son poids, car Pauline, n'ayant plus goût à rien, n'éprouvait plus la sensation de la faim.

De plus, elle se projetait de moins en moins dans l'avenir, disant qu'elle n'avait aucune idée du métier qu'elle ferait plus tard. Elle ne voyait pas un futur sombre et inquiétant ; elle n'en voyait pas du tout. Il était devenu inconcevable.

Sur le plan amoureux, elle se trouvait au milieu d'un même vide, d'un même désert sentimental intérieur. Pauline m'avoua qu'à 17 ans, durant les vacances qui avaient précédé son entrée en terminale, elle était tombée amoureuse d'un garçon sans entretenir avec lui d'autres rapports que des flirts romantiques.

Peu après la rentrée, celui-ci n'avait plus souhaité continuer la relation, malgré le désir de Pauline et son insistance. « Il m'a fait comprendre que ce n'était que pour le temps des vacances. Depuis j'ai décidé de ne plus fréquenter de garçons, de ne plus tomber amoureuse, de ne plus m'attacher à personne. Comme cela on ne me quittera pas et je ne souffrirai plus », dit Pauline sur un ton toujours aussi neutre, raisonnable, raisonnant, comme si elle parlait de quelqu'un d'autre. C'est d'ailleurs à la suite de cette confidence que j'ai compris le sens de la sécheresse, de la frigidité affective, de l'« anorexie senti-mentale », si l'on peut dire, chez ma jeune patiente. En effet, Pauline n'était pas insensible, neutre, froide, vide, comme elle le faisait croire. Il s'agissait plutôt d'un mécanisme de défense, d'un masque, d'une cuirasse, d'une seconde peau qu'elle avait revêtue depuis son jeune âge afin d'anesthésier une hypersensibilité, une émotivité effervescente. Elle avait « décidé », comme elle disait, d'obstruer son cœur de femme. Lors d'un orage, le fusible du compteur électrique disjoncte parce que la charge électrique, multipliée par dix ou cent, devient insupportable, ingérable. Tout cœur glacé/glaçant camoufle en effet un volcan incandescent !

Mais pourquoi ? Que s'est-il passé dans son histoire ? Pauline est la deuxième enfant d'une fratrie de trois. Elle a une sœur de 22 ans et une autre de 16 ans. Ses parents ont donné naissance à quatre enfants, trois filles et un garçon. Ce dernier, François, est décédé, étouffé par le cordon ombilical à sa naissance.

« Ma mère a accouché durant le week-end du Jour de l'An, en janvier 1981. Le travail a duré quarante-huit heures. Le bébé était trop gros, plus de 4 kilos. Ce jour-là, il se trouvait peu de médecins et de sages-femmes à l'hôpital. Ma mère a failli mourir aussi, mais elle a été sauvée de justesse. »

Ses parents ont éprouvé un grand chagrin, surtout sa mère. Cette dernière a plongé dans la dépression. Il s'agissait de fait d'un drame épouvantable, non seulement parce que le bébé mort avait été porté dans le ventre pendant neuf mois, mais aussi et surtout parce que c'était un garçon, fortement désiré. Son prénom était choisi depuis longtemps. Sa chambre était prête, refaite à neuf. Les bouteilles de champagne attendaient sagement au frais...

Mais les parents de Pauline ont aussitôt décidé de ne pas baisser les bras, scotomisant ainsi le travail de deuil, avorté dans l'œuf. Il leur fallait remplacer au plus vite le disparu, comme si de rien n'était. Pauline est née, étrange coïncidence, en janvier 1982, un an exactement après ce drame, par césarienne, afin de déjouer la répétition du destin funeste.

Toute sa vie, Pauline s'est confusément crue coupable. De qui ? De quoi ? Elle ne l'a jamais trop bien su. En réalité, elle n'a jamais voulu trop savoir.

En fait, elle est coupable de n'avoir pas été le remplaçant exact, la copie conforme, le duplicata, le double, le clone, dirions-nous aujourd'hui, de François !

Elle est coupable d'être née fille et non garçon, d'avoir déçu ses parents frappés par le destin, de n'avoir pas pu leur restituer leur bonheur extorqué. Dans la dépression, la culpabilité n'est jamais relative à l'effraction d'un interdit, ni au fait d'avoir causé un dommage. Pauline est coupable bien que parfaitement innocente. Ses parents, eux, n'ont pourtant jamais tenu de discours culpabilisant. Ils lui ont bien dit qu'ils étaient déçus d'avoir une seconde fille, qu'ils auraient préféré un autre François, mais ils ont précisé que finalement cette déception n'avait pas été bien forte et n'avait pas duré longtemps.

Cependant, Pauline a toujours été convaincue au fond d'elle-même que ses parents ne disaient pas franchement ce qu'ils pensaient, qu'ils lui tenaient un discours dans le but de lui cacher la vérité, pour ne pas la blesser.

Un jour, je vois Pauline arriver en séance agitée, tremblotante. Que s'est-il passé ? Que lui est-il arrivé ? Qu'a-t-elle fait de son masque ? Je lui pose la question.

Elle ne répond pas. Je l'interroge une seconde fois, mais je n'insiste pas, sachant que cela risquerait fort de la bloquer davantage. Elle se décide enfin à parler. Après quelques minutes de silence...

« L'autre nuit, j'ai fait un rêve, non, plutôt un cauchemar. J'ai rêvé qu'on habitait dans une grande maison en pierre. J'allais d'une pièce à l'autre, comme ça, pour me promener. J'entre dans la chambre. J'aperçois un berceau en bois. Je m'approche. Je regarde à l'intérieur. Je hurle. Je veux m'enfuir loin... loin... C'était horrible ; il y avait le cadavre d'un bébé dedans. À peine sortie de la chambre, une dame inconnue d'un certain âge m'arrête, me regarde droit dans les yeux et me dit : "Ta mère a eu cinq enfants, Pauline !" Je lui réponds en criant : "Non, ma mère n'a eu que quatre enfants !" Je me remets à courir et à hurler. Je me réveille en sursaut. Je me trouve dans mon lit, essoufflée et transpirante.

« Le lendemain, j'ai raconté mon cauchemar à maman. Elle s'est montrée froide, comme si mon histoire ne la touchait pas, comme si ça ne l'intéressait pas. Sans rien répondre, elle s'est éloignée. Je ne comprenais pas.

« Après cela, je suis allée tout raconter à ma tante, la sœur de ma mère. Elle m'a répondu d'emblée et sans prendre de gants : "C'est vrai, Pauline, ta mère s'est fait avorter une fois, avant de se marier avec ton père. Mais c'est du passé, tout cela, même ton père ne le sait pas !" »

J'ai trouvé cette histoire extraordinaire. L'inconscient sait ou pressent quantité de choses, peut-être tout ce qui marque et oriente notre destinée, spécialement lorsqu'on n'en a eu aucune expérience concrète, aucune souvenance, connaissance, conscience.

On a pu qualifier certains rêves de prémonitoires,

croyant y lire des signes avant-coureurs d'événements donnés. À l'inverse, certains autres rêves, comme celui de Pauline, remplissent une fonction de gardiens de la mémoire dans la mesure où ils recèlent tous les non-dits et secrets, tout l'héritage transgénérationnel restés intacts.

Après la naissance de Pauline, les relations entre ses parents, mais surtout le moral de son père ont commencé à se détériorer. Celui-ci s'est adonné peu à peu à l'alcool afin d'apaiser sa dépression-déception, ce qui l'a rendu irritable et souvent agressif en paroles. Pauline se souvient d'avoir souffert toute son enfance de l'éthylisme paternel. D'autant plus que son grand-père et son oncle paternels étaient déjà morts tous les deux des conséquences de l'abus d'alcool. Pour ces raisons, Pauline s'est toujours inquiétée au sujet de la santé de son père, une inquiétude coupable évidemment puisqu'elle était inconsciemment convaincue d'être l'origine et la cause de la déception de son père en étant une fille et non un garçon.

Elle fait souvent un cauchemar épouvantable dans lequel elle assiste à la mort de son père : « Toute ma famille est invitée chez nous. On est tous à table au salon. Un homme que je ne connais pas, avec sa voix métallique et son visage hideux, me tend une pelle en m'ordonnant de creuser un grand trou sous la table. Je suis obligée d'obéir. En creusant je découvre deux squelettes. Je sais dans le rêve qu'il s'agit de mon grand-père et de mon oncle paternels. »

Cette préoccupation excessive quant à la santé du père s'avère d'autant plus intense que celui-ci a déjà provoqué plusieurs accidents de la route. Il a été arrêté et s'est vu retirer son permis pour conduite en état d'ébriété. Il a aussi été renvoyé de son travail et a reçu une lettre d'avertissement pour s'y être présenté éméché.

« Petits enfants, petits soucis, grands enfants, grands soucis », répète-t-on souvent. Mais les parents réalisent rarement la forte anxiété de leurs enfants à leur égard – maladies physiques, mésentente dans le couple, soucis professionnels, difficultés financières –, comme si ces derniers étaient insensibles ou aveugles à leurs souffrances. En réalité, plus un enfant est petit et plus il capte le mal-être qui agite ses parents, spécialement lorsque celui-ci n'est pas exprimé franchement.

En raison de l'alcoolisme du père et de ses fâcheuses conséquences, il règne une ambiance détestable à la maison. La tension est à son comble au moment des repas. La mère réprimande son mari devant tout le monde pour l'empêcher de boire, comme s'il s'agissait d'un enfant de 5 ans. Du coup, celui-ci, craignant les remontrances acerbes de sa femme et incapable de renoncer à son « biberon » en raison de la dissolution de sa volonté dans l'alcool, se cache pour boire. Comment s'y prend-il ?

En revenant des courses, il camoufle les bouteilles de vin et de bière dans la boîte aux lettres pour ne pas se faire disputer par sa femme. Et, plusieurs fois dans la journée, il demande à Pauline d'aller lui chercher une petite bouteille en trompant la vigilance de sa mère.

Pauline rechigne d'abord, mais se voit contrainte de s'exécuter, d'une part pour faire plaisir à son père (puisqu'il est malheureux de par sa faute), d'autre part pour empêcher ses parents de se bagarrer. Elle se voit ainsi piégée, coincée dans un cul-de-sac, dans une voie sans issue. Non seulement elle s'imagine responsable de l'alcoolisme de son père mais elle doit l'approvisionner en alcool, c'est-à-dire le tuer à petites doses jusqu'au jour où elle creusera un trou pour l'enterrer sous la table du salon.

J'ai rarement rencontré une telle inquiétude d'une fille pour son père. À cette anxiété s'ajoute une certaine appréhension – bien moindre, certes – concernant sa sœur cadette. Pauline s'érige constamment en ange gardien de cette dernière. Elle surveille ses fréquentations, ses devoirs. Elle vérifie qu'elle mange bien, qu'elle ne se drogue pas... Ainsi, elle occupe une place d'autorité et de surveillance parentale qui n'est pas la sienne. Elle se voit dans l'obligation de remplir une fonction que ses parents ne remplissent pas.

Outre son penchant pour l'alcool, le père de Pauline souffre d'un autre problème (on devrait plutôt dire qu'il en fait souffrir sa famille) : il n'a aucune notion de l'argent. Il est incapable de gérer les finances, d'équilibrer un tant soit peu les rentrées et les dépenses. « Il craque son fric en jouant au Loto et au tiercé, dans l'alcool et le tabac », me dit Pauline.

Pour ces motifs, il s'est vu peu à peu frappé, broyé par le monstre du surendettement. Cela se déroule toujours selon le même scénario, insidieux et lent. Il a dû contracter un emprunt pour éponger un premier découvert bancaire, puis un second afin de régulariser le précédent, qui n'avait pas pu être remboursé. De fil en aiguille, les dettes se sont amoncelées, grevées par le montant exorbitant et exponentiel des intérêts. La mère de Pauline a été contrainte d'effectuer des heures de ménage dans des sociétés d'intérim pour arrondir les fins de mois difficiles. Curieusement, elle n'a pris conscience du trou financier, du passif, que très tardivement dans la mesure où son mari camouflait les lettres de réclamation et de rappel des huissiers, comme il le faisait avec les bouteilles de vin et de bière.

Comment Pauline pourrait-elle se sentir en sécurité, encadrée, protégée par ce père immature et irresponsable, de plus désacralisé dans le cœur maternel ? Comment pourrait-elle aimer plus tard un homme, se trouver bien dans ses bras, si le premier modèle masculin œdipien lui apparaît à un tel point défaillant, falot, sans colonne vertébrale ni consistance, bref « non aimable » ?

Cela signifie que le père n'est pas digne d'être aimé et qu'il trouble, empêche Pauline de le chérir, de l'affectionner, de diriger vers lui sa tendresse. L'enfant ne souffre pas seulement de ne pas être aimé par ses parents. Il pâtit davantage de ne pas parvenir à ressentir ni à exprimer son amour pour eux. La souffrance de ne pouvoir aimer ses parents, en raison de leur lâcheté ou de leur perversité maltraitante, semble bien plus pernicieuse que celle relative à la frustration et au manque. L'affect, lorsqu'il ne peut être ni éprouvé, ni conscientisé, échappe à toute possibilité d'abréaction et de résilience.

Voilà pourquoi Pauline présente, en plus de son anorexie mentale, une anorexie senti-mentale. D'ailleurs, ces deux symptômes renvoient à la même origine et au même sens inconscient. La femme ne peut s'autoriser à aimer un homme une fois adulte que si elle a pu aimer son père dans son jeune âge.

« Mon père, personne ne peut jamais compter sur lui. On ne peut pas lui faire confiance. Il fait n'importe quoi. Par exemple, il jure devant maman qu'il ne boira plus, il avale devant elle une poignée de pilules qui lui enlèvent l'envie de boire, mais dès qu'elle a le dos tourné il recommence.

« Je ne veux pas dire à ma mère que papa continue à

boire en cachette. Cela ferait un drame. Elle serait encore plus malheureuse. Si elle savait un jour tout ce qui se passe, elle serait capable de le quitter. Je suis donc toujours obligée de faire semblant, comme si de rien n'était. Je leur fais croire que je vais bien, sinon ça leur créera encore des soucis. Ma mère se rend compte parfois que je ne vais pas bien et que je n'ai pas le moral. Elle me dit : "Ne t'inquiète pas, ma chérie, tout ira bien, tout finira par s'arranger." Mais c'est drôle, après c'est elle-même qui me parle de tout ce qui ne va pas, en se plaignant de mon père qui boit et de ma sœur qui ne travaille pas bien à l'école... »

On retrouve sans cesse chez les jeunes filles anorexiques le même interdit inconscient de devenir adulte, de vivre par et pour soi, dans un corps et un désir de femme. On repère la même prohibition de quitter ses parents souffrants, la même injonction inconsciente de les soigner, de les guérir, de les rendre heureux, comme une mère le ferait avec ses propres enfants, dans le contexte d'une inversion générationnelle étonnante. Bien entendu, cette obligation de se sacrifier et cette interdiction de s'occuper de soi et de s'épanouir en tant que femme ne sont pas les fruits d'une décision volontaire, consciente. Elles ne proviennent pas non plus d'une exigence dictée par l'extérieur. C'est la culpabilité inconsciente qui pousse à l'expiation.

Si je devais utiliser une métaphore, je dirais que tout se passe comme si, juste à l'instant de monter dans le train de la vie et de s'en aller pour soi, hors du giron parental, pour débuter ainsi une vie adulte, amoureuse et sociale, la jeune fille anorexique changeait brutalement d'avis, redescendait du train déjà en marche et retournait précipitamment au bercail. Il s'agit évidemment d'une régression psychologique vers l'enfance, vers la prégénitalité. Seulement, elle ne répond point au désir de redevenir un bébé afin d'éterniser l'heureuse fusion édénique avec papa et maman. Si la jeune fille obéit à l'injonction inconsciente de redevenir un bébé, asexué, dépendant, sans véritables corps, désir et identité personnels, c'est pour accomplir une mission de salut, remplir une fonction de sauveur, jouer un rôle protecteur et thérapeutique à l'égard de ses parents déprimés/déprimants.

Pourquoi ? Parce que justement, quand elle était petite fille, elle n'occupait pas dans le cœur de ces derniers une place d'enfant, mais une place de parent, de parent du parent. Cela signifie qu'elle était adultifiée, idéalisée, hyperinvestie, appelée à combler un manque et à rétablir un équilibre familial défaillant.

Enfin, Pauline ne s'autorise pas à quitter ses parents malheureux, inconsolables d'avoir perdu à jamais leur unique fils François. La jeune fille anorexique fonctionne comme une éponge en gobant, en ingurgitant la dépression familiale. C'est peut-être pour cette raison aussi qu'elle ne ressent plus la sensation de faim, gavée comme elle est par l'indigeste dépression parentale.

Elle fait donc avorter le processus naturel consistant à s'épanouir comme une rose, symbole de la féminité par excellence. Elle régresse vers une position de bébé thérapeute afin d'exercer une fonction soignante, maternante.

Je suis naturellement conscient du paradoxe que contient cette affirmation : redevenir enfant afin d'accomplir une mission de sauveur, de thérapeute, de parent. Il s'agit en effet de deux thèmes apparemment contradictoires. Mais c'est justement là que réside la spécificité de la dépression chez la jeune fille anorexique

...e. Cela signifie qu'elle a confondu, voire inversé inconsciemment deux fonctions qui, normalement, devraient être disjointes. Si le bébé intérieur que chacun porte en soi s'évertue à exercer un tel rôle thérapeutique et à remplir une telle fonction parentale, c'est parce que son parent l'y appelle, en se situant lui-même dans une position régressive de progéniture à soigner et non véritablement d'adulte. Chaque parent projette sur son enfant l'image d'un père ou d'une mère idéale dont il a été privé dans sa tendre enfance. L'anorexique répond à cet appel en captant la détresse, le besoin parentaux et cherche à y répondre en se sacrifiant. Elle avale ce malaise afin de nettoyer, de purifier l'ambiance familiale.

Après quelques mois de psychothérapie, Pauline fut capable de prendre un peu de distance avec son milieu familial. Elle commença à se préoccuper davantage d'elle-même, de sa santé ébranlée par l'anorexie, de son avenir et du présent. Elle décida de quitter la maison après avoir progressivement compris qu'elle n'était pas toute-puissante et que son rôle ne consistait pas à soigner ses parents/enfants. Elle s'inscrivit dans le lycée qu'elle avait quitté pour repasser son baccalauréat, laissé en suspens. Il s'agissait là pour elle d'un grand pas, qu'elle a été apte à franchir malgré le fait que son inquiétude et sa culpabilité n'avaient pas disparu. Elle rendait régulièrement visite à sa famille ou lui téléphonait, cherchant à vérifier ainsi que son départ n'avait provoqué aucun cataclysme évident.

D'ailleurs, il n'est nullement nécessaire, ni surtout souhaitable que l'angoisse et la culpabilité se volatilisent du jour au lendemain, comme par enchantement. La disparition brutale de ce genre d'émotions, provoquée quelquefois par des thérapies sauvages ou des chimiothérapies mal ajustées, serait susceptible de faire basculer le patient d'un état de tristesse et d'inhibition vers un état d'euphorie et de débridement. Il pourrait alors commettre contre lui-même ou son entourage des actes de destruction ou de violence. Autrement dit, la levée intempestive de l'organisation défensive risque de lézarder les fondations certes fragiles mais tout de même présentes du Moi en le faisant basculer dans le ravin schizophrénique. Il est toujours préférable que l'évolution psychique s'accomplisse à petits pas, de manière progressive, lente.

De toute façon, la culpabilité et l'angoisse, chez l'être humain, constituent des données profondes, constantes et indéracinables. L'objectif de la psychothérapie n'est pas de les supprimer, mais de faire en sorte qu'elles n'envahissent pas le Moi en le réduisant à l'esclavage. L'essentiel est surtout que l'angoisse et la culpabilité puissent devenir conscientes afin d'être ressenties et exprimées par la parole pour revêtir un sens.

Ce qui déstabilise le Moi, ce n'est jamais la peur, la culpabilité ni aucune autre émotion, mais bien la lutte aveugle pour les effacer en leur barrant l'accès aux mots et à la conscience. Tout combat contre les émotions aboutit en réalité au résultat inverse, à savoir l'affaiblissement du Moi et la tuméfaction de l'émotion qu'on s'évertuait à refouler.

Dans le fond, aucune émotion n'est ni bonne ni mauvaise en soi, de façon absolue. Toutes sont normales, légitimes et méritent parfaitement d'être ressenties et exprimées. Elles ne deviennent toxiques et déstabilisantes que lorsqu'elles se voient, tel le Minotaure, recluses au fond du labyrinthe, interdites à la lumière de la conscience.

La psychothérapie de Pauline s'est poursuivie en zigzag, avec des hauts et des bas, un pas en arrière et deux en avant. D'ailleurs, d'une façon générale, aucune thérapie digne de ce nom ne se déroule de façon rectiligne et sans soubresauts. La trajectoire sinueuse et dédalique de l'inconscient ne saurait être comparée à un parcours autoroutier sans embouteillage, sans surprise, sans brouillard. Quelquefois le patient, justement parce qu'il va mieux et qu'il se sent plus fort, ayant progressé dans la voie qui conduit à être soi, s'autorise avec courage à régresser, c'est-à-dire à replonger dans les eaux de l'inconscient pour faire remonter d'autres matériaux nouveaux à la surface du conscient. Analysée sous cet angle, une régression n'est pas nécessairement négative, ni déstructurante pour le Moi. Elle n'est pas toujours synonyme de reculade. Elle peut servir au contraire de tremplin à un envol, à une évolution positive, à une marche en avant.

À l'inverse, comme je l'ai souligné tout à l'heure, il ne faut pas se réjouir trop ni trop vite de progrès spectaculaires, qui résistent rarement à l'épreuve de la réalité et à celle de la durée. Voici par exemple ce qui s'est passé avec ma jeune patiente.

Au bout de quelques mois de psychothérapie Pauline fit la connaissance d'un jeune homme pour qui elle se mit à éprouver des sentiments tendres. Cela signifiait qu'elle était devenue plus décontractée, alors qu'elle avait « décidé », qu'elle s'était juré, à la suite de sa première déception, de ne plus jamais rouvrir son cœur à un autre amant. Malheureusement, cette nouvelle relation fut également éphémère et source de désenchantements, à l'image de la précédente. Le bien-aimé disparut sans explication, laissant Pauline seule face à son accablement. Elle eut de nouveau recours à des actes d'automutilation. « Des fois, je suis tellement mal dans ma peau que j'en arrive à me détester. Alors, je me fais charcuter. Cela me fait mal, mais quand ça saigne, ça m'apaise, ça me fait du bien, comme si mes brûlures physiques me faisaient oublier mes autres chagrins. » De plus, le symptôme anorexique qui s'était quelque peu atténué se raviva. Pauline se nourrit de moins en moins, sautant même des petits déjeuners en justifiant son manque d'appétit par une sensation de dégoût et une boule à l'estomac. En conséquence, elle se remit à perdre du poids, ce qui entraîna un certain nombre d'autres malaises : tremblement des mains, sensations de vertige, maux d'estomac...

Lorsque j'invitai Pauline à tenter de me dire avec des mots, et non des maux, ce qu'elle ressentait, elle me répondit : « Je n'arrive pas à exprimer ce que je ressens. Plutôt, j'éprouve plein de sentiments différents, de la déception, de la tristesse, du désespoir, de l'abandon, de la colère envers ce garçon qui s'est moqué de moi, mais aussi de la haine envers moi-même. J'ai envie de crier que je vais mal, mais je ne peux pas le dire chez moi, comme si je n'avais pas le droit. J'aurais peur que mes parents soient encore plus malheureux à cause de moi. Pourquoi Nicolas m'a-t-il laissée tomber ? Qu'avais-je fait de mal ? J'ai eu le cœur brisé. Tout allait pourtant si bien, mieux, quoi ; je commençais à peine à apercevoir le bout du tunnel et hop ! tout redevient à nouveau si noir. Mon cas est désespérant. Je savais que la vie n'était pas rose tous les jours, mais je ne pensais pas qu'elle pouvait être si noire ! »

Naturellement, j'eus beaucoup de peine à voir souffrir et pleurer ma jeune patiente ; peine pour elle, bien sûr, mais aussi, égoïstement, pour moi-même. L'analyste n'est pas toujours aussi impassible et indolent qu'on le croit, replié comme un fœtus sur lui-même dans le bunker de la neutralité bienveillante. J'étais triste et déçu d'avoir à avaler la couleuvre de l'échec. Je me sentais atteint dans mon orgueil professionnel, doutant encore une fois de mes compétences, de la qualité de mon écoute ainsi que de mes capacités réelles de bienfaisance. La dépression, bien que ne comportant aucun virus, se révèle hautement contaminante. En tout cas, ce n'était pas la première fois que Pauline me « refilait » sa dépression, qui, elle-même, lui avait été « fourguée » par ses parents.

Ce qui différencie le patient de l'analyste, en l'occurrence, c'est que le premier refoule le cadeau empoisonné de la dépression familiale, alors que le second accueille celle de son patient en essayant de la comprendre, de lui donner le sens positif d'un remaniement.

Pour moi un signe d'encouragement et d'évolution dans le discours de Pauline, même si elle souffrait manifestement et disait ne pas aller bien, était qu'enfin elle était parvenue à dépasser sa froideur, à ôter son masque d'indifférence. Non seulement elle avait pu aimer, c'est-à-dire libérer un tant soit peu son énergie libidinale, mais elle était aussi capable de pleurer, de ressentir les blessures de l'abandon, de mettre en mots sa souffrance. Pauline était devenue vivante !

De plus, cette rechute ou régression fut pour elle l'occasion de se souvenir d'un épisode capital de son enfance, qu'elle avait jusque-là entouré des barbelés du silence : « Quand j'avais 8 ans, il se trouvait un garçon de 15 ans dans notre voisinage. J'étais complètement sous son influence. Il me dominait totalement. Je me sentais contrainte d'obéir à tous ses désirs et à ses ordres. Sinon, il me traitait de bébé, de "pisseuse" et de "pouffiasse". Je devais donc lui montrer que j'étais grande, courageuse, et que je n'avais peur de rien. Ce garçon m'a fait commettre beaucoup de bêtises : casser des carreaux et m'enfuir, chaparder dans les magasins...

« Mais le plus horrible, c'est lorsqu'il se déshabillait devant moi dans sa chambre et me forçait à le toucher, à lui caresser le sexe, à l'embrasser. Quand je refusais, d'abord il me menaçait. Il soutenait ensuite, sur un ton plus calme, qu'on ne faisait rien de mal, que tous les grands s'amusaient aussi comme cela... Je ne me souviens plus très bien de ce que je ressentais à ces moments-là. J'éprouvais de la honte, du dégoût, mais aussi du plaisir, je crois. Ça me faisait encore plus honte de trouver ces caresses agréables. Je ne savais plus si c'était bien ou pas, normal ou anormal. Je n'osais en parler à personne. J'avais peur qu'on me gronde, qu'on me prenne pour une folle ou que l'on se moque de moi. Je gardais donc tout pour moi. J'y pensais souvent avec un mélange d'excitation, de honte, de dégoût et d'angoisse. Il m'arrivait quelquefois de m'imaginer en train de refaire les mêmes gestes avec mes cousins. Mais, peu à peu, le dégoût et la honte ont pris le dessus. J'ai pu dire non au voisin en arrêtant de jouer à la "grande", j'avais 10 ans. »

Lorsque Pauline réussit, grâce à son mal-être, pourrait-on dire, à relater cette période trouble, elle se résolut aussi à en parler à ses sœurs et à ses parents. C'était la première fois qu'elle s'autorisait à dévoiler son secret en parlant d'elle-même et de sa souffrance.

Cette confession eut l'effet d'une bombe. Elle brisa le tabou et le mutisme familiaux entourant la condition de la femme. Les langues se délièrent. Sa mère, ses deux sœurs ainsi que, plus tard, ses tantes maternelles, encouragées par les confidences de Pauline, purent exprimer ouvertement ce qu'elles aussi avaient vécu, ou plutôt subi. Comme Pauline, elles s'étaient condamnées au silence. Il en ressortit ce qui suit.

L'arrière-grand-père maternel de Pauline, c'est-à-dire le grand-père de sa mère, est mort assez jeune d'un accident de travail, laissant seule son épouse avec sept enfants. Celle-ci s'est vue contrainte de se mettre en ménage avec un homme, non par amour, mais pour répondre à l'impérieuse nécessité d'assurer la survie matérielle de sa famille. Or, cet homme, pervers et sans scrupules, a violé durant des années, en toute impunité, ses quatre petites-filles par alliance, à savoir la mère et les trois tantes de Pauline. La sœur aînée de Pauline a été violée à son tour, à plusieurs reprises, par le mari de l'une de ses tantes. Étrangement, sa petite sœur a subi le même sort, victime d'un voisin de palier lorsqu'elle avait 10 ans.

Ainsi, dans la branche maternelle, toutes les femmes, sans exception, ont affronté l'horreur, ont été abîmées, salies, meurtries. Toutes ont enduré des violences. Toutes ont été troublées, perturbées dans leur corps et leur identité de femmes, empêchées de s'approprier une féminité saine. Comment Pauline aurait-elle pu, face à ce lourd héritage transgénérationnel, cultiver l'envie d'être femme, c'est-à-dire de réussir une *identification positive* à sa propre mère et à toutes les autres femmes ? Comment aurait-elle pu, dans ces circonstances, forger et conserver en elle une bonne image de l'homme et des hommes, bons et sécurisants, pour désirer se blottir dans leurs bras ?

Heureusement, dans la vie, rien n'est jamais irréversible, fixe, figé, rigide, irrémédiable. La prise de conscience de sa propre histoire imbriquée dans l'écosystème transgénérationnel familial est susceptible d'assainir et de redresser l'édifice boiteux et bancal. Naturellement, personne ne pourra jamais réécrire son histoire, « repartir à zéro » en faisant table rase du passé ancestral. Il est néanmoins parfaitement possible de prendre un minimum de distance par rapport à cet héritage pour ne plus confondre son destin propre avec le patrimoine familial.

Voilà en quoi la régression, loin d'être systématiquement une rétrogradation, peut contenir paradoxalement les germes d'une progression, d'une vie nouvelle, d'une marche en avant, d'une prise de conscience salvatrice et enrichissante. Pour la seconde fois, grâce à cette régression et à ses effets bénéfiques, à savoir la mise en lumière et l'expression des violences endurées dans leur corps et dans leur âme par toutes ces générations de femmes, l'état psychologique de Pauline commença à s'améliorer de nouveau. Elle cessa de s'automutiler. Elle se remit à s'alimenter en éprouvant réellement l'envie de manger, le plaisir de déguster certains plats préparés par sa maman : « Mon moral, ça va de mieux en mieux. Je mange sans me forcer et surtout je ne me fais plus vomir. Je ne pense plus du tout à m'automutiler. J'ai enfin envie d'avoir un peu de bonheur. J'y crois bien plus qu'au début. Enfin, j'espère ! » Et puis : « Je me suis demandé tout à l'heure si l'envie de me faire du mal, ça ne voulait pas dire pour moi le besoin de me punir, de détruire mon corps que je détestais, de m'arracher ma peau salie par les attouchements que j'ai subis. »

L'histoire de Pauline montre clairement que l'anorexie mentale de la jeune fille ne constitue pas une simple affaire de nourriture ou de grève de la faim. D'ailleurs, je peux affirmer avec la plus grande certitude que l'anorexie mentale n'a strictement rien à voir avec l'alimentation. Celle-ci est l'arbre qui cache la forêt, le symptôme qui camoufle, tout en la révélant, l'existence d'une dépression latente, ancienne, de l'enfant intérieur coupable. Il s'agit en fait d'une inappétence de désir et de sentiment, d'une grève de la vie, d'un blocage de l'appétit de vivre, d'une glaciation libidinale en raison de l'interdit inconscient de devenir adulte et femme.

Ce dernier s'origine dans l'irritation et l'enflement cancéreux d'une culpabilité inconsciente chez la jeune fille, ou plus exactement chez la petite fille en elle, convaincue que la dépression de ses parents est de son fait et de sa faute et que le devoir de les délivrer lui incombe *de facto*. Cette évidence, certes fausse et infondée pour la logique raisonnante, est parfaitement légitime du point de vue de l'inconscient. Du coup, la certitude de la culpabilité fantasmatique déclenche simultanément les deux mécanismes de l'expiation et de la quête de l'innocence. Il s'agit, dans ces conditions, d'utiliser la majeure partie de sa libido d'une part à se punir et d'autre part à guérir ses parents en aspirant leur mal-être et leur souffrance.

Par conséquent, le traitement de l'anorexie mentale de la jeune fille ne consiste point à combattre le symptôme isolé relatif au manque d'appétit et à stimuler la sensation de la faim par tous procédés s'apparentant à du gavage. Il est essentiel de pouvoir comprendre ce malaise comme étant la manifestation symbolique d'une interdiction de devenir femme et adulte, de s'aimer, de s'occuper égoïstement de soi, en raison de la souffrance de l'enfant intérieur coupable.

Lors de la dernière séance, Pauline me dit alors que je la raccompagne – car parfois ce n'est pas sur le divan que le patient lâche une parole importante, mais sur le pas de la porte : « Je n'ai plus envie de jouer à la maman ! Leur vie n'est plus la mienne. » Cela signifie qu'elle peut désormais prendre ses distances, *faire le deuil* de son identité et de sa fonction d'enfant thérapeute grâce à la diminution de sa culpabilité.

Le deuil

J'ai utilisé plusieurs fois jusqu'ici le terme « deuil », et les expressions « faire » ou « accomplir son travail de deuil ». Mais que signifient-ils au juste ? Que veut dire exactement « tourner la page » ?

Beaucoup de personnes ayant subi la perte de quelque chose ou de quelqu'un s'imaginent qu'en accomplissant le travail de deuil elles finiront par oublier plus ou moins complètement l'événement pénible qui leur a fait mal. Mais comment une femme peut-elle oublier qu'elle a été trahie par son mari, abandonnée par lui ? Comment ne plus penser ou ne plus rien ressentir en évoquant le décès de sa mère ? Comment oublier le cauchemar que cela représente d'avoir été violée par son père, d'avoir subi des attouchements sexuels de la part d'un voisin de palier ?

Je crois qu'« oublier », « ne plus y penser », « ne plus rien ressentir », « faire comme s'il ne s'était rien passé » relève davantage du mécanisme de refoulement que d'un véritable travail de deuil. D'ailleurs, plus on cherche à oublier, moins on y parvient, et le deuil devient impossible !

Afin de réussir son travail de deuil, la personne « endeuillée » doit pouvoir satisfaire à trois conditions :

1 – Elle doit, en premier lieu, *prendre son temps*. Dans notre culture hantée par l'ordre et la rapidité, la personne éprouvée cherche, encouragée par son entourage, à panser au plus vite sa blessure, à ne plus y penser, à « se changer les idées ». Cette manière de lutter contre sa douleur, cette précipitation à vouloir que « ça redevienne comme avant » et que « tout rentre dans l'ordre » risque de faire avorter la dépressivité saine, ouvrant la voie à une dépression ultérieure. Le verbe « souffrir » a également le sens de « patienter » !

2 – Il faut qu'elle puisse *prendre conscience*, notamment, *de sa culpabilité en tant que victime innocente*. Autrement dit, il est absolument primordial de reconnaître la culpabilité que l'on ressent d'avoir été impuissant à empêcher l'événement traumatisant. La vraie culpabilité, la plus corrosive pour le psychisme, celle de la victime innocente, provient de la castration symbolique, c'est-à-dire de la confrontation du Moi à l'impossible interne, à son impuissance, à son « impouvoir ». L'autre culpabilité, issue de la tension entre le Moi et l'interdit extérieur, en raison de sa dimension consciente, exprimable, « ressentable », évitable, « pardonnable », ne peut produire aucun dégât sérieux, notable. Une femme qui a été violée, par exemple, croit inconsciemment qu'elle est coupable dans la mesure où *elle n'a rien pu faire* pour que cela n'arrive pas. Elle se torture en se reprochant d'être sortie à cette heure-là, d'avoir emprunté ce chemin plutôt qu'un autre... Cette culpabilité entre en collision et s'ajoute aux soupçons de complicité, de complaisance, voire de consentement dont souvent elle fait l'objet de la part de l'extérieur, notamment de son violeur. Parfois, la victime ou le dénonciateur d'un crime

est moins bien traité(e) psychologiquement, regardé(e) avec moins de compréhension et d'indulgence que le criminel lui-même.

Je pense pour ces raisons qu'encourager une femme violée à porter plainte peut l'aider considérablement à réussir son travail de deuil. Elle occupera désormais une place de victime souffrante, en désignant le violeur, en le faisant reconnaître par la société et la loi. Ainsi elle évitera la confusion, elle différenciera les deux culpabilités en refusant d'endosser celle du criminel.

Le travail de deuil s'accomplit donc lorsque la faute est restituée à l'auteur de l'acte et non plus portée par la victime.

De même, dans le cas d'une femme qui a subi des attouchements sexuels dans son enfance, la frigidité glacée/glaçante signifie qu'elle continue à s'autopunir en s'interdisant toute jouissance liée à l'exercice de sa féminité. Si elle s'inflige ce châtiment, si son organe sexuel demeure pour elle le lieu de torture et de souffrance, c'est qu'elle se considère encore et toujours comme coupable, coupable d'avoir été victime des abus. Elle se voit donc empêchée de se libérer de ce terrible traumatisme et de tourner la page parce que la culpabilité inconsciente continue de l'enchaîner, corps et âme, en lui barrant la voie qui conduit à être une femme dans l'amour et la sexualité. Ce qui empêche le deuil, c'est bien la persistance et l'intensité de la culpabilité liée à l'agression et non l'importance objective de celle-ci.

Pour cette raison, la culpabilité de la petite fille victime d'un viol ou d'attouchements s'avère d'autant plus forte que la « jouissance » a été plus intense. Bien évidemment, cela ne sous-entend nullement que la petite fille a pris plaisir, a été complice, a eu envie, a été consentante, de façon volontaire et consciente. Mais que lorsqu'on touche une zone érogène du corps, particulièrement le sexe de l'enfant, quel que soit son âge, le contact produit forcément, naturellement, mécaniquement, physiologiquement, par pur réflexe, certains émois, indépendamment de tout désir, de tout vouloir conscient.

Le nez a pour fonction de recueillir les odeurs, l'œil de percevoir la lumière, l'oreille d'entendre les sons. Par conséquent dès qu'une odeur se dégage, le nez s'en empare, dès qu'une lumière apparaît, l'œil se met à suivre sa trace, dès qu'un son surgit, l'oreille le capte, qu'on le veuille ou non, au-delà de tout raisonnement et de tout choix. C'est comme cela. La fonction crée l'organe !

Donc la zone érogène sexuelle, le vagin de la petite fille, lorsqu'elle est manipulée, vibre de jouissance. Celle-ci intensifie la culpabilité liée à l'agression subie par la petite victime innocente.

Précisons que toutes les petites filles victimes d'abus sexuels, incestueux ou autres, ne deviennent pas forcément frigides à l'âge adulte. Certaines, toujours en raison de la culpabilité liée à leur sexe et à l'acte sexuel, risquent à l'inverse de sombrer dans la nymphomanie, de devenir des « mangeuses d'hommes », des aguicheuses, des dragueuses, des vicieuses du sexe. Cette attitude, malgré les apparences, est destinée au fond à camoufler la peur et le dégoût du sexe et de la sexualité en exorcisant la culpabilité, en la retournant en son inverse.

D'autres encore, nombreuses, continueront à se laisser, psychologiquement, abuser, « baiser », « avoir », manipuler, en raison d'une forte culpabilité qui les poussera à paraître gentilles et à s'autopunir (l'expiation et la quête d'innocence).

3 – La troisième condition nécessaire pour réussir enfin à « tourner la page » est relative à la question du *pardon*. Pardonner, un tant soit peu, à l'auteur de la faute, mais surtout se pardonner à soi-même d'avoir été victime, d'avoir souffert, sous la contrainte, sans avoir pu l'empêcher. Cela ne signifie nullement oublier, excuser, acquitter le fautif, l'innocenter, passer l'éponge, faire comme si de rien n'était, non ! C'est la raison pour laquelle il est extrêmement important de porter plainte afin que la loi, le tiers symbolique, y mette son nez. Il est parfaitement légitime que l'auteur du mal, lorsque cela est possible, soit puni. Mais cela ne sert à rien en fin de compte si la victime ne s'est pas aussi pardonné. Il est primordial en effet de ne pas amalgamer les deux formes de culpabilité. Le principe qui veut que l'auteur d'un mal soit clairement reconnu et condamné ne décharge pas, n'exempte pas, n'« innocente » pas la victime innocente de sa propre culpabilité, attisée d'avoir subi l'agression sans avoir pu l'empêcher. Se pardonner à soi signifie ne plus s'infliger une seconde punition, encore plus terrible que l'agression, cesser de se tourmenter, de se laisser envahir et ronger par les remords, l'autoaccusation, le désir de vengeance et la haine.

Seuls la prise de conscience et le pardon favorisent la paix de l'âme. Dans le cas contraire, on assiste à l'apparition d'un *deuil pathologique* et interminable. La personne constamment « endeuillée » continue à être prisonnière du mal qu'elle a enduré il y a bien longtemps, mais comme si cela s'était produit hier, sans recul et sans distance. Le temps reste figé. Le sang continue à se déverser. Mais ce qui semble le mieux caractériser le deuil pathologique renvoie à l'existence chez la personne « endeuillée » d'une certaine jouissance masochiste perverse, le bénéfice secondaire tiré de la souffrance devenant essentiel.

En dernière analyse, le sujet réussit à « tourner la page » non pas seulement parce qu'il a accepté la perte de quelqu'un, par ailleurs inacceptable, mais parce que, réduisant sa culpabilité, il est parvenu au pardon de soi.

Toutefois, la réalisation du travail de deuil semble rencontrer dans nos sociétés nombre d'obstacles. On pourrait citer par exemple la disparition des systèmes de valeurs, des rituels et des cérémonies collectifs soutenant la personne éprouvée et l'aidant à crier sa détresse afin de pouvoir mieux la métaboliser, s'en dégager. Mais l'obstacle majeur est l'indifférence, voire l'ignorance culturelle concernant la culpabilité de la victime innocente. En effet, le système judiciaire actuel est exclusivement obsédé, hanté, par la première forme de culpabilité, celle dérivant de la transgression de l'interdit extérieur ; il semble sourd et aveugle à la seconde forme, générée par la castration symbolique, autrement dit par le face-à-face avec l'impossible interne. Par voie de conséquence, la préoccupation majeure de nos sociétés concerne la vengeance et la punition du fautif, certes nécessaires, ainsi que l'indemnisation matérielle de la victime, scotomisant le pardon indispensable que celle-ci doit s'accorder.

On pourrait supposer en outre que si la dépression est si répandue, cela est dû, entre autres, au refoulement de la dépressivité naturelle lors des paliers décisifs de l'existence et de la croissance psychique, au nom de la dictature de la forme, du bien-être et de la bonne humeur, mais aussi en raison du déni de la souffrance et de la culpabilité.

L'espace de la thérapie a permis à Pauline, dans un contexte de sécurité, d'abréagir ses douleurs, c'est-à-dire d'accueillir et d'exprimer ses affects libérés par la remémoration de son histoire, pour pouvoir enfin « tourner la page ».

Suzanne :
la perfection au féminin !

Suzanne est une petite dame de 62 ans. Elle se présente habillée d'une façon simple, presque austère, mais très propre, soignée et plutôt élégante. Je suis assez surpris lorsque je la rencontre pour la première fois. Elle a plus d'une demi-heure d'avance sur son rendez-vous. Elle affiche un grand sourire, animé et chaleureux, quasiment amical, comme si elle me connaissait depuis longtemps déjà ou comme si elle était une ancienne patiente. Ma surprise s'accentue quand j'entends la première phrase qu'elle prononce en prenant place : « Vous allez bien ? »

Il est vrai que je ne suis pas habitué à ce genre de sollicitude familière, bien que respectueuse, de la part de mes patients. Ce n'est pas une question qu'ils me posent souvent d'emblée, surtout au premier rendez-vous ! Lors de ce premier contact, ils sont davantage occupés à livrer leurs soucis, ne sachant jamais exactement « par où commencer », qu'à s'enquérir de mon état. La tension dans ces moments-là semble parfois si intense et pathétique que je me suis fréquemment demandé s'ils pouvaient me voir tel que je suis, avoir une idée, même approximative, de mon âge, remarquer mon habillement ou la disposition de mon bureau. Je me souviendrai toujours d'une patiente qui m'a dit un jour, à la suite de plusieurs séances : « J'aime beaucoup le magnifique tableau que vous venez d'accrocher sur le mur de votre bureau. » En réalité, ce tableau était fixé là depuis au moins dix mois !

Chez Suzanne, cette gentillesse est à mon avis porteuse de plusieurs sens, interdépendants et complémentaires. Elle révèle sa crainte de ne pas être accueillie et aimée, une manière de désamorcer l'agressivité ou un jugement négatif éventuel, une certaine demande de tendresse et de proximité, le souci enfin de donner une bonne image d'elle. Je viens de résumer dans cette phrase l'essentiel du contenu de la dépression de Suzanne. La personnalité tout entière, la façon d'être au monde d'un sujet s'exprime dans ses moindres gestes et paroles.

Quels sont les symptômes de la dépression de ma patiente ? De quoi souffre-t-elle exactement ? Elle se dit d'abord fatiguée, depuis plusieurs mois. Cela l'étonne et l'angoisse à la fois puisqu'elle s'est toujours considérée comme une femme énergique, dynamique, travailleuse, hyperactive même. Elle avoue honteusement rester des heures entières allongée sur son lit, sans forcément s'endormir. Elle s'ennuie, trouve le temps long alors qu'avant il lui en manquait pour mener à bien tout ce qu'elle avait prévu de réaliser. Elle ne sait plus quoi faire d'ailleurs, ni comment occuper ses interminables journées. Contrairement à autrefois, elle manque d'enthousiasme, n'a plus goût à rien, pas même aux mots croisés ou au tricot auxquels elle s'adonnait jusque-là avec plaisir tous les soirs. Les tâches matérielles lui apparaissent comme insurmontables, comme des montagnes à escalader. Elle dort mal, se réveille plusieurs fois dans la nuit, alors qu'avant elle dormait « comme un loir ». Dans ces conditions, elle dit avoir perdu confiance en elle et en ses capacités, appréhendant beaucoup l'avenir, découragée et perdue.

Suzanne m'expose ensuite, toujours avec le sourire, les motifs actuels de sa dépression. Elle cite deux événements récents, décisifs pour elle : son déménagement et la séparation d'avec son frère handicapé, qui était depuis pratiquement toujours à sa charge et dont elle s'occupait « plus qu'une mère ».

Le déménagement, tout d'abord, l'a conduite à quitter la grande maison familiale pour un appartement moderne en ville. « Cependant, je ne peux rien reprocher à cet appartement. J'en ai longtemps rêvé en plus. Il est bien situé, dans un bon quartier. Il est bien exposé et offre une belle vue. Il est agréable et contient tout le confort moderne, micro-ondes, lave-vaisselle... Pourtant il n'a pas d'âme. Je n'ai rien à faire là-dedans. Encore plusieurs mois après le déménagement, je ne m'y sens pas chez moi. »

Arrêtons-nous un instant : en quoi et pourquoi un déménagement serait-il susceptible de déclencher une dépression ? Je comprends parfaitement qu'un tel changement puisse ne pas laisser indifférent, qu'il soit, comme toutes les modifications qui interviennent dans l'existence, une source de stress, quelque part déstabilisant. De plus, et en dehors du souci lié à son organisation matérielle, le déménagement est vécu sur le plan psychologique non comme un simple transfert d'un espace géographique à un autre, mais comme une transplantation, une expatriation, un déracinement en vue d'un réenracinement, d'une renidification. Il ne s'agit pas dès lors de quitter un lieu afin d'en occuper un autre, mais de se séparer intérieurement d'une époque, d'un passé chargés de souvenirs et remplis de symboles.

Certains déménagements représentent un changement heureux. Ils vont dans le sens d'un progrès, d'une évolution, d'un développement, d'une expansion de la vie, d'une ouverture. C'est le cas par exemple lorsqu'un homme et une femme souhaitent confirmer leur relation de couple en disant adieu à leur existence et à leur identité d'adolescents afin de débuter une nouvelle vie commune, ou encore lorsqu'un homme et une femme deviennent père et mère. L'ancien logement devenu trop exigu doit s'agrandir pour s'adapter à la nouvelle vie qui se déploie et s'étend, à l'image du serpent qui mue, abandonnant son ancienne enveloppe pour une nouvelle peau plus ample. Le logement incarne en effet la peau, l'utérus maternel, la matrice, l'enveloppe, l'image du corps propre. Tout changement représente une épreuve, la fin d'une période de la vie, l'ouverture d'un nouvel espace-temps.

D'autres déménagements viennent concrétiser une modification plutôt triste dans le parcours existentiel. Exemple : les enfants devenus adultes, autonomes, s'envolent de leurs propres ailes et quittent le nid familial. La maison devient alors trop grande. Mais c'est parce qu'elle se vide symboliquement, en même temps que de ses occupants, de cette vie, de cette chaleur, de ces odeurs de cuisine, de ce désordre et de ce brouhaha, finalement vivifiants. Autre exemple : lorsqu'un couple décide de se séparer. De tels changements peuvent être ressentis de façon amère et nostalgique, dans la mesure où ils traduisent un rétrécissement de l'espace vital, une régression, une perte, un certain repli sur soi.

Cependant, en général, tout déménagement finit par

être bien intégré par le psychisme, sans faire perdre trop de plumes et sans laisser trop de traces. Nous avons, même si nous l'ignorons, bien plus de capacités d'adaptation que nous ne le croyons. Chacun parvient peu à peu, une fois la déstabilisation du départ surmontée, à « retomber sur ses pieds », à s'enraciner dans un autre terreau qui symbolise une nouvelle phase, un nouvel élan vital. Lorsqu'on déterre une plante pour la replanter ailleurs, elle « se déprime » aussi pendant quelques jours, s'affaisse et se flétrit, avant de se redresser de nouveau !

Aucun déménagement ne peut donc, en tant que tel, être la source et l'origine de la dépression. Si cela se produit, c'est que le changement a réveillé et révélé une tout autre tragédie ancienne, bien plus fortement chargée de signification. D'une façon générale, on l'a dit, un événement réel, quelle que soit sa pénibilité, ne suffit pas à engendrer une dépression. Il peut la déclencher dans la mesure où il entre en connexion de sens, dans l'inconscient du sujet, avec un nœud sensible, un terrain fragile, un complexe ancien. L'important n'est jamais l'événement réel mais le sens qu'il recèle, comme un arbre cache la forêt tropicale.

Passons au second traumatisme que Suzanne présente comme étant à l'origine de sa dépression actuelle, la séparation d'avec son frère, handicapé moteur, dont elle s'est occupée pratiquement depuis sa naissance. Pierre est le septième enfant d'une fratrie de huit. Il est de dix ans plus jeune que sa sœur aînée. Il a donc 52 ans. Il est handicapé de naissance et souffre d'une maladie incurable : la maladie de Recklinghausen. Il est contraint la plupart du temps de rester en position allongée. Il est donc rarement assis, presque jamais debout, les pieds par terre ou en marche, en raison des risques de fracture des os du bassin. Il ne jouit par conséquent d'aucune indépendance. Il a besoin d'une assistance permanente. Il faut lui donner à manger, à boire, lui faire sa toilette...

Après cinquante-deux ans de prise en charge totale, Suzanne a donc dû se résigner à quitter son frère handicapé. Récemment, en effet, en plus de sa maladie congénitale, Pierre a souffert de problèmes d'infection urinaire, faisant craindre une septicémie grave. « À contrecœur », Suzanne a été contrainte d'accepter qu'il soit dans un premier temps soigné à l'hôpital, puis placé dans une institution adaptée à son cas.

J'ai été d'autant plus ému par ce récit que, d'après Suzanne, Pierre ne souhaitait pas quitter sa sœur/maman, malgré son tableau pathologique alarmant. Une fois l'hospitalisation effectuée, il a entrepris une grève de la faim pour manifester son opposition, sa détresse, son désarroi. Personne n'ignorait naturellement que cette hospitalisation serait définitive, la dernière. Selon le pronostic des médecins, elle ne se prolongerait d'ailleurs pas plus de quelques mois. La mort paraissait à tout le monde être une fin attendue, incontournable.

Suzanne s'est donc vue forcée de vendre, « à contrecœur », la maison familiale, face à l'insistance des autres frères et sœurs qui réclamaient leur part d'héritage. Suzanne y était née et y avait vécu toute sa vie. Elle s'est installée seule, pour la première fois, dans un appartement en location.

On est en droit de penser, et j'avoue l'avoir fait, que ces deux événements auraient pu être ressentis d'une manière plus positive, comme une forme de délivrance. En effet, Suzanne ne portera plus désormais sur ses frêles épaules tout le poids d'une grande maison à entretenir et d'un frère handicapé nécessitant une prise en charge totale et constante. Elle pourra s'octroyer avec bonheur une retraite bien méritée pour enfin s'occuper un peu d'elle-même, sortir, s'adonner à des activités qu'elle apprécie. J'ai eu un peu de mal à comprendre comment ces deux changements avaient pu déclencher chez elle la dépression. Heureusement, ou malheureusement, le fonctionnement du psychisme n'est pas toujours si simple. Il est même bien plus complexe qu'il n'y paraît parfois.

Pour saisir pourquoi ma patiente a souffert de ce qui, *a priori*, aurait été susceptible de la soulager, écoutons les grandes lignes de son histoire.

Les parents de Suzanne ont donc mis huit enfants au monde. Le premier était un garçon, Paul, mort à la naissance en raison d'une pathologie cardiaque. Suzanne est la deuxième enfant, mais l'aînée des vivants. Sa mère a voulu devenir enceinte tout de suite après le décès de son frère Paul. Naturellement, il n'est jamais neutre ni anodin pour un enfant de venir au monde après la disparition du précédent. Cela bouleverse totalement l'ordre mathématique successoral. Suzanne occupe une position d'aînée, de première, mais qui n'est pas la sienne. Elle n'est pas à sa place.

Après elle naît un autre garçon, que les parents appellent Paul, en souvenir évidemment du premier. Le quatrième enfant est une fille, Marie-Joseph, morte elle aussi à la naissance. Le cinquième est une autre fille, prénommée Marie-Joseph, en souvenir de la disparue précédente. Le sixième enfant s'appellera Jean. Le septième né dix ans après Suzanne et handicapé dès sa naissance sera baptisé Pierre. Enfin, une dernière fille, Christiane, complétera la fratrie.

On comprend la tristesse, voire la détresse des parents de Suzanne face à la perte de leurs deux enfants, Paul et Marie-Joseph, et face au handicap de leur dernier fils, Pierre, mort et vivant à la fois, ni mort, ni vivant.

De toute évidence, la perte ne serait-ce que d'un seul enfant, quels que soient le nombre des survivants et la potentialité de futures naissances, constitue pour la famille une amputation, un drame aussi incompréhensible qu'inacceptable. C'est très probablement ce refus, ce deuil impossible qui a conduit les parents de Suzanne à conserver avec acharnement les prénoms de Paul et de Marie-Joseph disparus et à les reporter sur leurs futurs enfants. Il s'agit là d'un déni évident de la perte et de la mort, comme pour dire : « Non, Paul n'est pas mort, Marie-Joseph non plus ! » Comme si l'enfant devenait un objet, une chose, comme s'il était à merci remplaçable, par un autre et un autre encore ! Je crois que ce qui intensifie la souffrance occasionnée par le décès d'un enfant, en plus et en dehors de la perte d'un être on ne peut plus cher et proche, est relatif à l'embrasement de la culpabilité inconsciente et à la mutilation narcissique.

Les parents sont convaincus dans leur for intérieur, quelles que soient par ailleurs leurs rationalisations conscientes, que ce qui arrive est de leur faute. Ils croient qu'ils n'ont pas su s'occuper de l'enfant disparu, le soigner comme il fallait, et qu'il est mort parce que, eux-mêmes étant mauvais, ils ne lui ont pas transmis les bons gènes, mais la mauvaise graine.

Les parents de Suzanne, en plus du décès de deux enfants, ont souffert également de l'existence d'un fils gravement et définitivement handicapé. Est-il préférable de perdre un enfant en bas âge ou de porter un handicapé sur ses épaules sa vie durant ? Cette question restera sans réponse sur le plan psychologique, la réponse morale, claire et évidente, ne semblant pas suffisante ni aidante. Il est impossible de comparer de façon objective deux souffrances, faute de pouvoir les peser sur une balance. Chacun saigne là où il est blessé, pas ailleurs, évidemment.

Le tableau de famille de Suzanne m'a semblé d'autant plus troublant que chacun de ses parents avait vécu dans sa jeunesse la perte d'une sœur. La mère de Suzanne avait perdu sa sœur Angèle, morte à 14 ans de la grippe espagnole. Le père avait également perdu une petite sœur âgée de 4 ans. Ainsi la mère de Suzanne était souvent d'humeur dépressive. Cela ne se traduisait pas de façon bruyante mais par une certaine morosité, une apathie, un pessimisme et une nonchalance. « Elle s'affalait de longs moments sur le canapé. L'entretien de la maison, le ménage et la cuisine ne l'intéressaient pas du tout. Ses plats étaient souvent brûlés. La vaisselle entassée, la lessive accumulée... Alors c'est moi qui devais m'occuper de ma mère et de la maison. Du coup, peu à peu elle en a pris l'habitude, elle s'appuyait sur moi, se laissait vivre et servir en trouvant cela normal, confortable. Si jamais il m'arrivait d'oublier quelque chose ou de manquer de temps pour m'en occuper, je me faisais réprimander. »

De toute façon, sa vie entière ma patiente a eu pour seule devise de ne pas s'occuper d'elle-même, de ne pas « se comporter en égoïste », mais de secourir autrui en permanence. Pratiquement toute la libido de Suzanne, ainsi que toute sa sexualité, a été utilisée à aider les autres, à leur faire plaisir. Malgré tout, elle ne se plaint pas. Elle ne se l'est jamais autorisé. Elle a toujours dit et soutenu qu'elle avait eu une enfance et une adolescence heureuses, « modestes mais heureuses », sans souffrances particulières. Hormis sa mère déprimée, son frère handicapé et ses autres frères et sœurs, Suzanne s'est aussi consacrée pendant plus de six ans aux soins de son père, paralysé par l'hémiplégie. Elle s'est également beaucoup occupée, durant de longues années, d'une très bonne amie aveugle. Celle-ci est décédée quelques semaines avant la vente de la maison familiale et l'emménagement de son nouvel appartement. C'est surtout grâce à elle que Suzanne a pu s'intéresser au braille et devenir bénévole à la bibliothèque sonore pour non-voyants. Enfin, Suzanne a été très engagée et active sur le plan paroissial afin de secourir les nécessiteux et les clochards. Mais elle a été progressivement contrainte de renoncer à ces dernières activités pour ne pas entrer en conflit avec une consœur, « exigeante, sévère, envahissante, autoritaire ». Suzanne a en effet horreur de la mésentente et des disputes. Elle semble avoir totalement refoulé son agressivité.

Comme on le voit, ma patiente n'a jamais pu exister pour et par elle-même, ni dans son enfance, ni aujourd'hui. Elle n'a pas su trouver ou donner un sens personnel à sa vie. Elle a renoncé inconsciemment à se réaliser, à devenir elle-même, en sacrifiant la quasi-totalité de sa libido, de son énergie vitale aux autres. Elle s'est trouvée dans l'impossibilité de vivre, l'une après l'autre, les étapes de son développement psychique. Elle n'a pas pu occuper sa vraie place, celle d'une petite fille et, plus tard, d'une adolescente. Elle s'est vue très rapidement « adultifiée », en quelque sorte substituée à sa mère. Pis encore, elle s'est érigée en mère de sa mère en occupant sa place vacante en raison de l'acharnement du destin contre elle. Voilà pourquoi elle ne s'est pas autorisée à devenir une femme ni une mère. Elle s'est dès son plus jeune âge transformée en thérapeute, en réparatrice, en assistante sociale, en soignante, en saint-bernard, en mère Teresa dirait-on aujourd'hui, au service exclusif des autres pour consoler leurs souffrances et panser leurs blessures. Pourquoi ? Certainement à cause d'une très forte culpabilité inconsciente liée au fait d'avoir survécu à son frère Paul et à sa sœur Marie-Joseph, de voir son frère handicapé, enfin de n'avoir pas pu guérir sa mère déprimée.

La perfection au féminin

En raison de cette culpabilité, la libido, au lieu d'irriguer le Moi et les différents secteurs du psychisme, a été mise en grande partie au service des deux mécanismes de défense que nous avons déjà rencontrés afin d'apaiser la tempête qui ravageait le Moi : en premier lieu le sacrifice de soi, l'expiation, l'autopunition masochiste dans l'espoir d'atteindre l'absolution, le pardon, l'acquittement ; en second lieu la reconquête de l'innocence en s'acharnant à démontrer aux autres et à soi-même son innocuité, sa nature inoffensive.

Seulement, ces deux mécanismes de défense ont un prix. Il concerne la forclusion, la prescription, l'absence, la lacune, l'*oubliance de l'enfance*. En effet, l'enfant intérieur coupable se voit contraint de sauter cette étape, de la quitter précipitamment, en grandissant trop vite, trop tôt, en devenant précocement adulte, en occupant une place et en exerçant une fonction qui ne sont pas les siennes propres. En résumé, le *pharmakos* squatte la place et la fonction parentales à l'endroit de ses propres parents/enfants. Il sacrifie son enfance en l'oubliant, en s'oubliant, en n'étant pas soi. Il devient donc soucieux, sérieux, sage avant l'âge, dépourvu de toute légèreté ou insouciance. Curieusement, il reste fixé à ce qui n'a pas été vécu pleinement, à ce qui a été sauté, l'enfance blanche, non consommée, comme on parle d'un mariage blanc. Une fois adulte – mais il l'a toujours été en fin de compte –, il sera ballotté entre deux pôles opposés. Il paraîtra d'un côté mûr, trop mûr même, très adapté à la réalité. Mais de l'autre, sur le versant émotionnel intime, il restera quelque part le bébé qu'il n'a pas eu vraiment le loisir d'être : hypersensible, susceptible, ne supportant pas les contrariétés, recherchant des preuves d'amour et de reconnaissance.

Dans cette perspective, la vraie éducation ne consiste ni dans la répétition, ni dans la compensation perfectionniste, et encore moins dans l'application religieuse, rigide et dévitalisée des principes éducatifs. Les meilleurs parents sont ceux qui, vivant par et pour eux-mêmes, jouissent d'une autonomie psychique. Ainsi, ils remplissent leur fonction de parents en réservant à leur petit une place d'enfant. Rien n'est plus toxique pour l'âme que la confusion des identités, des fonctions, des désirs et des destins. Les mauvais parents sont ceux qui, culpabilisant leur enfant, le désignent comme responsable de leurs échecs et manques, ou qui le poussent à devenir leur thérapeute, leur sauveur, afin de combler leurs failles narcissiques.

Un bon parent ne se définit donc pas par ce qu'il dit, fait ou donne. Il se définit par ce qu'il est. Le « mauvais » parent n'est autre qu'un soi-disant adulte en réalité inféodé à son enfant intérieur coupable, malheureux et blessé, malgré son innocence, parce que victime ou témoin de la violence dans l'Ailleurs et Avant de son enfance.

La meilleure façon pour un couple de rendre sa progéniture heureuse, c'est de l'être lui-même, pour donner l'exemple, en vivant des liens d'amour et de sexualité, à distance de l'expiation et de la quête d'innocence.

Le petit humain appelé précocement à jouer un rôle de thérapeute se verra contraint de renoncer à son être profond, vrai, pour n'être plus qu'un *pharmakos* en quête perpétuelle de l'expiation et de l'innocence. Son compartiment adulte deviendra de plus en plus exigu, se réduira comme peau de chagrin, tandis que l'enfant héros, sauveur, parce que mis dans cette position, envahira de plus en plus de territoire. Il étendra son hégémonie dans tous les domaines de la vie : sentimental, familial, amical, professionnel, social...

Cet être aura en premier lieu, en raison de son anémie narcissique, une mauvaise image de lui-même, délibidinalisée. Il s'estimera nul, pas à la hauteur, inférieur aux autres, qu'il idéalisera en les hissant sur un piédestal : « Ils sont mieux que moi. » Manquant de confiance en lui et en la vie, il ne croira pas spontanément à ses capacités et talents. Il pensera, par exemple, qu'il est un mauvais père, un mauvais employé et un mauvais mari, à l'image du mauvais enfant qu'il s'imaginerait être. En ce qui concerne l'expiation, il aura souvent du mal à s'occuper de lui-même, à dépenser de l'argent pour ses plaisirs propres qu'il considérera comme égoïstes, futiles, injustifiés. Il s'interdira ainsi de réaliser nombre de désirs et de plaisirs pour, au final, ne plus savoir ce qu'il veut ni ce qui lui ferait plaisir ! Manquant de légèreté et d'insouciance, il sera bien plus sévère à l'égard de lui-même qu'à l'égard des autres. De même, il aura du mal à concevoir l'amour, les cadeaux ou les compliments, dont il ressent un besoin vital mais qu'il refuse par conviction de ne pas les mériter.

Quant à sa quête de l'innocence, il se montrera très altruiste, soucieux du bien d'autrui dont il se souhaitera le thérapeute, l'alter ego, le serviteur et le guide. Il se voudra gentil, très gentil, bon, bienfaisant, aimable, faisant l'impossible au prix de l'oubli de soi, pour rendre service, pour éviter les conflits, pour ne pas décevoir, ne pas blesser, ne pas causer de mal. Une grande quantité de libido se verra ainsi gaspillée à l'idéal de la perfection, de l'excellence et de la brillance pour se sentir dans tous les domaines irréprochable.

De même, notre jeune thérapeute n'osera pas dire non souvent, se montrant soumis, effacé, raisonnable, sage. Il aura l'obsession d'arrondir les angles, d'arranger tout le monde, pour que personne ne puisse lui en vouloir ou être mécontent de lui. Il s'abstiendra, dans la même optique, d'exprimer ouvertement ce qu'il souhaite, ou pense, par peur de déplaire, par crainte qu'on le juge de façon défavorable, qu'on ne l'aime plus. Enfin, il sera constamment habité par le souci d'être comme tout le monde, normal, afin de passer inaperçu, en se montrant conforme, conformiste, le fidèle consommateur du prêt-à-penser et du prêt-à-croire, dans la mesure où s'opposer à l'unanimisme général, se révolter, dire non, lui paraît, en raison de la culpabilité que cela fait naître, insupportable. Suzanne correspond parfaitement à ces descriptions.

Cependant, en fin de compte, la stratégie de la quête de l'innocence comme celle de l'expiation ratent leur but. Cela veut dire que non seulement elles ne parviennent pas à apaiser la culpabilité, mais elles ne font paradoxalement que l'embraser. D'abord parce que le refus de s'aimer, le fait de se maltraiter, de se priver, de s'oublier, de trahir son désir, de se sacrifier aux autres, de se frustrer, de se donner sans compter, de manquer d'égoïsme, d'arranger tout le monde et de leur faire plaisir en jouant au *pharmakos* universel enflamment la culpabilité inconsciente.

Ensuite parce que l'altruisme excessif au détriment de soi comporte au fond un aspect agressif et pervers puisqu'il culpabilise, endette l'autre : « Vous voyez, si je ne m'aime pas, c'est parce que je vous aime trop. Si je me prive, c'est parce que je vous donne tout. Si je ne m'occupe pas de moi, c'est parce que je ne m'occupe que de vous. Si je ne dépense pas d'argent pour moi, c'est parce que j'ai déjà tout dépensé pour vous ! »

En troisième lieu, la quête de l'innocence, par le truchement du don outrancier et de l'oubli de soi, ne constitue pas vraiment une faveur, une offrande vraie, une authentique générosité, gracieuse, désintéressée, mais plutôt une *demande d'amour déguisée*, une revendication. Suzanne ne s'est ainsi intéressée qu'à ceux, dépendants et nécessiteux, qui pouvaient la rassurer quant à sa bonté et à son utilité.

Enfin, et c'est le point essentiel, la quête de l'innocence, en tentant de coincer, d'acculer autrui dans une position, une place et une fonction d'assisté, de malade, de faible, d'endetté, de pauvre, de nécessiteux, de dépendant, de malheureux, de secouru, procure une certaine jouissance inconsciente, agressive, perverse : on se donne bonne conscience en s'assurant une position de domination et de puissance. Rien n'est plus culpabilisant pour l'inconscient que le besoin de *jouir de la souffrance d'autrui* sous le prétexte fallacieux de lui apporter assistance, réconfort et soulagement.

Naturellement, il n'est nullement question ici de faire le procès de l'amour du prochain, de la charité, de la bonté, de la générosité, de la compassion, de la solidarité et de la fraternité entre les humains. Tout cela constitue non seulement un devoir moral, mais également une nécessité psychologique. Seulement, l'altruisme devient suspect lorsqu'il frise l'oubli de soi. Le besoin de donner de l'amour est aussi fondamental que celui d'en recevoir. Or, on ne peut véritablement aimer son prochain que si l'on s'aime soi. Le seul remède consiste dans le partage, l'échange, la circulation libidinale.

Par conséquent, ni la stratégie de l'expiation ni celle de la quête de l'innocence ne s'avèrent capables d'apaiser durablement la culpabilité. Ceci ne sera possible que lorsque le Moi parviendra à se forger une image de soi plus saine, plus confiante, en renonçant à la quête stérile de la perfection et de la toute-puissance, en acceptant enfin la castration, l'imperfection et le manque.

Chez certains sujets – c'est le cas de Suzanne –, la quête de l'innocence et de la perfection apparaît dans un souci exagéré d'ordre et de propreté. Est-ce là une manière pour eux d'aspirer, d'absorber, de résorber la dépression des parents, de dépoussiérer, de nettoyer, d'assainir, de purifier, de dépolluer les salissures familiales ?

J'ai remarqué plus d'une fois l'existence chez ces personnes dites « maniaques » (on parle aujourd'hui des TOC, troubles obsessionnels compulsifs) d'une forte culpabilité inconsciente déplacée du monde émotionnel à celui de la réalité et des objets. Tout se passe comme si l'obsessionnel cherchait à travers ses rituels de propreté (du corps, des habits, des objets et des lieux) à se blanchir, se décrasser, se récurer l'esprit d'une impureté psychologique intérieure, à savoir la culpabilité. Souvent, les femmes « maniaques » se recrutent parmi celles qui ont été victimes d'attouchements sexuels ou d'inceste lorsqu'elles étaient petites filles. La névrose obsessionnelle s'accompagne d'ailleurs toujours de frigidité, en raison de la culpabilité liée à l'acte sexuel considéré comme sale et dégoûtant. De même, à travers l'ordre et la propreté extrêmes, certaines cherchent à se décontaminer en luttant contre les angoisses de mort que la vue des poussières et de la saleté et le contact avec elles déclenchent chez elles. Toute extériorité, toute façade enjolivée, trop maquillée camoufle le délabrement et la souillure de l'intériorité.

Dans un tel contexte d'hémorragie et de dilapidation libidinales, Suzanne ne peut exister, survivre plus exactement, que de cette manière, au détriment de sa vraie nature, de sa propre identité, de ses vrais désirs et besoins frappés d'illégitimité. Aujourd'hui, à 62 ans, elle se retrouve nez à nez avec à son immense gouffre identitaire, un vide abyssal qu'elle a beaucoup de peine à combler. Tous ceux et celles qui donnaient sens et légitimité à son existence ont, les uns après les autres, disparu. Elle a perdu ses tuteurs, ses raisons de vivre et d'espérer, son cadre et ses repères existentiels : ses parents, son frère handicapé, la maison familiale, son amie aveugle, les clochards de la paroisse... Je me rends compte d'un seul coup, en écrivant ces lignes, qu'en fait Suzanne ne m'a jamais rien dit sur ceux – ses autres frères et sœurs par exemple – qui allaient bien, qui étaient heureux. Elle m'a toujours parlé de ceux qui souffraient, et qui donc étaient demandeurs de sa personne et de ses soins. Il s'agit là en réalité d'une inversion totale dans la mesure où c'est bien ma patiente qui a besoin de ceux qui souffrent de dépendance et de handicaps. Elle n'est pas dans le don généreux d'elle-même, mais dans une quête infantile de l'amour et de la reconnaissance.

À l'heure actuelle, plus personne n'est là pour aider Suzanne à se sentir bonne, utile, pour justifier sa vie, pour lui donner l'envie de se lever le matin, de marcher, de faire des courses, de préparer à manger, en un mot de désirer et d'agir. De toute part, le vide et la solitude tissent leur toile et encerclent comme des araignées la fantomatique identité de Suzanne. En dehors de son sacerdoce et de son sacrifice à autrui, elle n'a plus rien, n'est plus rien, n'existe pas !

Suzanne ne s'est jamais sentie femme, me dit-elle, elle n'a jamais habité son corps de femme, elle est restée dépourvue d'émotions et de vibrations féminines. Les joies et les tourments de l'amour et de la sexualité lui sont étrangers. Elle est demeurée vierge, pure, blanche, impénétrée par l'homme mais aussi, pis encore, par le désir, l'imagination et le fantasme. Par voie de conséquence elle n'a pas pu connaître non plus les joies et les tracas de la maternité. Le plus saisissant, c'est que Suzanne m'affirme n'avoir pas souffert de ces deux manques. C'est la première fois que j'entends un tel discours, tout à fait inhabituel chez une femme. Ma patiente prétend qu'elle ne regrette pas de n'avoir été ni mère, ni femme. Cette certitude la protège peut-être contre une douleur déchirante qu'elle serait dans l'impossibilité d'adoucir ou d'éteindre. « Je n'ai jamais eu vraiment envie de me marier, ni d'avoir des enfants. D'ailleurs, mes frères et sœurs m'ont suffi sur ce plan-là. Je me sentais utile avec eux. J'ai toujours aimé aider les autres, m'occuper des gens plus malheureux que moi me faisait du bien, m'aidait à vivre, à me sentir utile. »

Il est certain que l'impossibilité physique ou psychologique pour une femme d'épanouir ses dimensions de mère et de femme aboutit au dessèchement, au flétrissement de deux plantes principales du jardin intérieur de son identité féminine. Ces deux non-vies, ces deux carcasses, ces deux cadavres enfouis, ces deux morts symboliques viennent s'ajouter à ceux qui peuplent déjà son cimetière. Tous les symptômes de la dépression (la délibidinalisation, la dévitalisation de l'ensemble des fonctions corporelles, intellectuelles et psychiques) renvoient chez Suzanne à cette vacuité de la matrice sèche, inféconde.

Suzanne n'est donc pas déprimée parce qu'elle vient de déménager et de quitter son frère cadet handicapé. Ces deux événements, certes pénibles et déstabilisants, ne sont devenus dévastateurs que parce qu'ils ont fait écho, parce qu'ils sont entrés en connexion et en résonance de sens dans l'inconscient avec nombre d'autres points sensibles, d'autres deuils non accomplis, restés en suspens. Le sens s'origine dans l'Ailleurs et Avant de l'enfance.

La dépression de Suzanne représente d'une part, au niveau transgénérationnel, celle qu'elle a héritée de ses parents, chacun confronté dans sa jeunesse à la disparition d'une sœur. Elle correspond d'autre part, au niveau de son histoire existentielle propre, à sa préoccupation de soigner, de guérir, de consoler ses parents, déprimés d'avoir perdu deux enfants et d'en avoir mis au monde un troisième handicapé/handicapant. Face au tragique familial, la petite fille coupable que fut Suzanne et qu'elle reste encore aujourd'hui a cherché à guérir ses parents, ou plus exactement l'enfant malheureux que chaque parent abritait en lui-même à son tour. Elle a donc occupé une place de soignante qui n'était pas la sienne, au détriment de son propre devenir d'adulte et de femme et de son épanouissement psychologique.

Le défaut fondamental de la personne déprimée réside dans une interdiction inconsciente d'être *séparée, différenciée*, elle-même, avec son identité, sa personnalité propre, ses désirs et ses besoins singuliers. Dans ces conditions, elle ne se donne pas le droit de disposer de sa libido à son usage personnel, privé.

Dans le cas de Suzanne, à ces lacunes identitaires est venu se greffer un vide professionnel qui a accentué son sentiment d'inutilité. En effet, employée dans les services de comptabilité d'un supermarché, elle a été licenciée pour motif économique il y a sept ans. Depuis, elle n'a pas retravaillé. Cette inactivité lui a ôté un cadre, des repères dans le temps et l'espace, une colonne vertébrale, des habitudes et des horaires qui la structuraient et la portaient. Du coup, le sentiment dépressif d'absurdité de la vie que Suzanne avait réussi jusqu'ici, grâce aux autres et à son emploi, à occulter a ressurgi.

Mon travail de psychothérapeute avec cette patiente a consisté d'abord à lui offrir un espace de parole et d'écoute, dont elle n'avait jusque-là jamais bénéficié. Je crois ensuite avoir réussi à lui faire comprendre la nécessité et l'urgence de s'occuper un peu moins des autres et davantage d'elle-même, afin de trouver en elle des ressources intérieures, un sens à sa vie et des raisons d'espérer.

Il m'a semblé en revanche imprudent sinon périlleux de confronter Suzanne à la problématique de la culpabilité, qu'elle n'aurait peut-être pas été en mesure de gérer et de transcender. J'ai cru utile de respecter son besoin, devenu incontournable, d'aider les autres, qui paradoxalement l'aident à survivre avec un minimum d'équilibre. Autrui est devenu pour elle à la longue une partie d'elle-même, une prothèse, une greffe dont il est impossible de l'amputer. Il ne faut pas réveiller les démons si l'on n'est pas certain de pouvoir les rendormir !

Il est en effet d'une extrême importance, chez certaines personnes souffrant d'un Moi fragile, de ne pas trop entailler les vieux mécanismes de défense dont l'affaiblissement brusque pourrait s'accompagner d'un effondrement de la personnalité tout entière, à l'image d'un château de cartes !

Mon écoute et ma prudence ont permis à ma patiente, une fois la douleur dépressive apaisée, de dédramatiser les récentes modifications intervenues dans son existence. Elle s'est montrée capable de se trouver certaines occupations à titre bénévole au Secours catholique (en réalité, c'est elle qui avait besoin d'être secourue). Elle s'y rend deux après-midi par semaine pour trier et ranger les habits usagés collectés. Elle s'est également proposée pour aller distribuer des repas aux Restaurants du cœur du quartier et au foyer des SDF.

Mais ce qui rend Suzanne heureuse par-dessus tout, c'est de pouvoir rendre visite, tous les jours si elle le souhaite, à Pierre, son petit frère handicapé, et de s'en occuper en lui lisant des livres ou des journaux et en lui faisant écouter de la musique.

Catherine :
de la dépressivité à la dépression

Catherine est une femme de 52 ans. Elle souffre de dépression depuis environ deux ans. En réalité, son malaise remonte à bien plus loin, mais Catherine l'a longtemps ignoré, ou plutôt s'en est défendue, ne souhaitant pas le reconnaître, l'accepter. En plus de la dépression, ou plus exactement afin de lutter contre elle, elle s'est mise à boire.

Au début c'était un verre de rouge par-ci, un verre de blanc par-là, puis elle est devenue complètement dépendante et s'est vue contrainte d'augmenter les doses et la cadence. Ces derniers temps, elle boit un peu n'importe quoi, bière, vin, digestif, en fonction de ce qui lui tombe sous la main, très souvent seule, de façon clandestine et donc en dehors des repas. Catherine dit que c'est pour se donner du tonus, pour se sentir moins à plat.

Seulement, l'alcool, produit apparemment réputé pour être le meilleur anxiolytique et antidépresseur, pas cher et facilement disponible, chassant le cafard d'un coup de baguette magique et restituant une jovialité immédiate, agit paradoxalement comme une substance dépressogène. Cela signifie qu'il nourrit, entretient et intensifie le malaise qu'il est censé éliminer. Toutes les drogues utilisées pour combattre la dépression agissent en réalité de la même manière. Elles estompent presque immédiatement le mal-être, mais à moyen et à long termes elles l'amplifient et le prolongent en le rendant profond et chronique. Le bonheur ne peut devenir un chapitre de la chimie.

Catherine est mariée. Elle a mis au monde deux garçons et une fille. Celle-ci est malheureusement décédée, à la suite d'une rupture d'anévrisme à l'âge de 16 ans et demi, il y a de cela cinq ans.

Ma patiente paraît un peu plus jeune que son âge, en raison peut-être de son souci constant de sauvegarder une bonne apparence. Même au plus fort de sa dépression, elle ne s'est jamais négligée physiquement. Elle s'est toujours correctement vêtue et maquillée. Cela m'a paru un peu étrange. En général, la quasi-totalité des personnes déprimées ont fortement tendance à se laisser aller, à ne plus s'occuper de leur corps. En effet, le désinvestissement libidinal global atteint toutes les fonctions et sphères corporelles : nourriture, sommeil, sexualité, transit intestinal, esthétique...

Catherine a travaillé pendant quelques années comme secrétaire de mairie dans son village, avant d'occuper pendant vingt ans ce poste dans l'entreprise de plomberie-chauffage central de son conjoint.

Mais, il y a deux ans, elle a été contrainte de cesser son travail à la suite des premières manifestations handicapantes de sa dépression : « Ras-le-bol de tout », idées noires, plus goût à rien, crises de larmes, sentiment d'être nulle et de ne rien valoir, peur de la nuit et du noir, angoisse et tremblements au volant de sa voiture, nombreuses erreurs dans la comptabilité de l'entreprise en raison d'un manque de concentration...

Catherine avoue avoir songé plusieurs fois à se donner la mort en se jetant sous un camion ou du haut d'un pont, mais elle y a renoncé en pensant à son mari et surtout à ses deux fils, en particulier à celui de 13 ans « qui a encore besoin de sa maman ».

Comment Catherine cherche-t-elle à comprendre, à expliquer sa souffrance ? Quelles sont les raisons qu'elle avance ?

Jusqu'à ces derniers mois, elle ne réfléchissait pas, elle ne se posait pas de questions quant à son état, elle ne tenait pas à comprendre ni le sens ni même les motifs réels de sa dépression. On dirait qu'aujourd'hui, après avoir lutté activement contre celle-ci, Catherine s'avoue vaincue et subit passivement les contrecoups. Je suis un peu surpris par cette attitude. D'habitude, le déprimé s'évertue à relier, à attribuer son malaise à quelque personne ou événement appelé facteur déclenchant. Mais Catherine, elle, ne sait et ne tient pas à savoir ce qui l'agite du dehors ou dedans.

Selon elle, le décès brutal de sa fille unique, il y a cinq ans, ne l'aurait pas franchement « abattue ». Elle avoue avoir « senti une plaie s'ouvrir en elle et une tristesse l'envahir ». Mais elle « a décidé de ne pas se laisser abattre, de rester forte et de résister, pour s'en sortir seule, pour ne pas perdre pied ».

De plus, si étrange que cela puisse paraître, à la suite de ce drame et pour l'oublier, Catherine a multiplié les occasions de sortie, notamment nocturnes, en boîte de nuit ou chez des amis. Elle a décuplé aussi, de façon cancéreuse, donc désordonnée, le volume de ses activités, toujours dans l'optique de ne pas perdre le contrôle émotionnel et de ne pas avoir à penser. Il lui fallait à tout prix sauvegarder les apparences, en s'interdisant de lâcher prise, de s'abandonner, de se laisser aller. Le travail de deuil a, de cette façon, été avorté, empêché.

Ces défenses hypomaniaques contre la dépression, autrement dit l'inversion de la détresse en festivité ou encore l'acharnement à balayer sa souffrance, l'angoisse de la mort qui rôde autour et à l'intérieur, sont très fréquentes. Le Moi utilise une grande partie de son énergie à se voiler la face, à se mentir, en feignant que tout va bien.

Mais l'expérience montre que cette gaieté inauthentique et factice parce que défensive, destinée à protéger le Moi contre la dépression, ne dure pas bien longtemps. Elle s'écroule en général assez rapidement pour laisser place au désarroi, à la tristesse et même au délabrement du Moi.

Vous l'avez deviné, Catherine a toujours voulu apparaître comme une femme forte, active, hyperactive même, contrôlée, cherchant à dominer, à maîtriser aussi bien la réalité extérieure que ses émois internes. Elle ne peut accepter le vide et la faiblesse. Il lui faut toujours lutter, bouger, agir, réagir, être solide, avoir bonne mine, ne pas s'écouter...

Catherine s'identifie probablement à son père qu'elle a toujours idéalisé, le présentant comme un homme « admirable, actif, droit, intelligent, volontaire et autoritaire ». Un caractère qui ne s'est d'ailleurs pas adouci à la suite de l'hémiplégie du côté gauche qui l'a considérablement invalidé durant des années. À l'image de sa fille, il ne s'autorisait pas non plus à exprimer ses sentiments, ni surtout sa souffrance, préférant compenser, lui aussi, sa faiblesse et sa dépendance par une dureté de façade et par la puissance.

Dix mois après avoir enterré sa fille, Catherine a perdu sa mère, mais, d'après elle, ce n'est pas non plus ce décès qui serait à l'origine de son état. « Je ne vais pas bien depuis deux ans et non pas depuis quatre ou cinq ans ! » répète-t-elle à qui veut l'entendre. Comme si elle voulait signifier par là : « N'allez surtout pas imaginer que je suis déprimée en raison de la disparition de ma fille et de celle de ma mère. » Naturellement, je suis surpris par le discours froid et détaché de ma patiente, dans la mesure où pour une femme la mort de la fille et de la mère (toutes les trois appartenant au même sexe) constitue une horreur traumatisante et insupportable. Elle se voit arracher de la chair de sa chair, sa fille, celle qui représentait son avenir, en qui elle aurait pu perdurer, se réincarner. Et elle est détachée de celle dont elle fut la chair, sa mère, témoin de son origine, où elle plongeait ses racines. Ce tronc, que va-t-il devenir maintenant, privé de son feuillage et de ses racines ?

Après ces épreuves, Catherine a continué à opposer à sa souffrance intérieure le même bouclier, le même mur, la même carapace, la même défense. Que s'est-il passé ? Qu'est-ce qui a déclenché sa dépression ?

Ma patiente est prise dans un cycle d'inversions : elle fait la fête pour ne pas faire le deuil, elle rit aux éclats pour ne pas pleurer. En outre, depuis longtemps, en dehors de tout facteur déclenchant et sans nul motif apparent, elle passe d'un état d'excitation où elle se trouve en pleine forme à un autre plutôt plat, morne, mort.

Mais Catherine ne semble pas toujours consciente de l'aspect pathologique de ces variations. Elle insiste pour qualifier sa phase d'excitation de « naturelle », de « normale », attribuant la responsabilité de ses moments d'ennui et de tristesse au manque de gentillesse et de compréhension de son mari.

Catherine est donc convaincue que sa dépression est en lien avec l'attitude de son mari Michel, de cinq ans plus jeune qu'elle. « Il n'est que rarement à la maison ces derniers temps. Je suis souvent toute seule. Il part le matin de bonne heure et rentre tard le soir. Le week-end, il s'en va à la chasse ou à la pêche avec ses copains. Depuis un an, on n'a eu aucun rapport sexuel, pas même un câlin. Lorsque je lui fais comprendre que j'en ai besoin, il me repousse en disant qu'il n'a pas envie de faire l'amour avec une alcoolique. Son manque de tendresse et d'attention me rend malheureuse, alors ça me pousse à boire un peu plus. »

Ce « besoin » de rapports sexuels me paraît aussi un peu étrange, dans la mesure où une femme déprimée présente, en raison de la congélation de sa libido, une frigidité plus ou moins totale. Elle peut parfois accepter, à contrecœur, un rapport sexuel, mais ne va pas jusqu'à en réclamer !

En réalité, tout porte à croire que l'attitude de Michel, le mari de Catherine, loin de constituer l'origine de la dépression, n'en est que le reflet et la conséquence. D'après ma patiente, Michel a souffert durant toute son enfance de la dépression de sa mère alcoolique, de ses absences régulières en raison de fréquentes hospitalisations en psychiatrie. Il a ainsi été très heureux de rencontrer Catherine et de pouvoir se marier avec elle à l'âge de 23 ans. Son épouse, alors âgée de 28 ans, lui paraissait plus mûre que lui, forte, dynamique, volontaire, gaie, active, combative, et le sécurisait. On pourrait se demander si Michel, en épousant Catherine, ne cherchait pas dans le fond une bonne mère, vivante, rassurante, comme pour remplacer la sienne, dépressive, psychologiquement morte ou mourante, inanimée.

Mais voilà, nul ne peut échapper indéfiniment à son histoire. On est forcément, un jour ou l'autre, rattrapé par elle, et aucune échappatoire n'est possible.

Michel a donc fini par retrouver en Catherine, sa femme, l'exact portrait de sa propre mère, dépressive et alcoolique. Il est à noter qu'il mène, d'une certaine façon, une existence de fugitif car non seulement il refuse la dépression de sa femme, qu'il blesse et humilie, mais en plus il déserte le foyer familial. En passant les week-ends avec ses copains à la pêche et à la chasse, il cherche à se vivifier en mettant à mort cerfs, sangliers et autres lapins !

Revenons maintenant à Catherine. Quelles sont finalement les causes de sa dépression ? Bien sûr, Catherine a été durement frappée par le destin. Nul ne peut se remettre totalement du décès de son enfant, en faire le deuil, tourner définitivement la page, continuer à vivre comme si de rien n'était, manger, dormir, travailler. La disparition d'un enfant, contrairement à celle d'un parent, n'est jamais dans l'ordre de la nature ou de la vie. C'est un désordre, une hérésie, une anomalie, d'une folie divine ou diabolique !

Pour Catherine, le décès de sa fille, la mort de sa mère quelques mois plus tard et celle de son père, atteint d'hémiplégie, l'an dernier constituent des facteurs déclenchants survenant sur un terrain fragilisé, miné par toute une série d'épreuves et de chocs subis dans l'enfance et l'adolescence.

Catherine est le deuxième enfant d'une famille de quatre, composée de trois filles et d'un garçon. Elle a perdu une sœur, Françoise, âgée de 25 ans, il y a déjà trente ans de cela, alors qu'elle avait elle-même 22 ans. Elle chérissait beaucoup Françoise, dite « Nanou », handicapée depuis sa naissance en raison d'une encéphalite. Celle-ci devait rester assise toute la journée sur un fauteuil roulant installé toujours au même endroit dans la cuisine. À l'époque, ce lieu, plein de vie, de chaleur, d'odeurs et de vapeurs épicées, constituait la place la plus vivante et la plus fréquentée de la maison. Toute la famille y passait une grande partie de son temps.

Catherine s'est beaucoup occupée de Françoise qu'elle appelait « ma petite sœur » alors qu'elle était sa cadette de trois ans, certainement en raison de son handicap, de son immaturité et de sa dépendance.

On remarque ici que Catherine ne s'ingénie pas seulement à inverser l'ordre des naissances, cadet-aîné. D'une façon générale, elle vit à l'envers, dans un contexte d'inversion. C'est le motif essentiel de l'inversion de sa dépression en hypomanie, de la transformation de sa tristesse profonde en gaieté factice. Pour ces raisons, Catherine se comportait à l'égard de sa sœur aînée comme une mère. Elle lui donnait à boire, à manger. Elle la promenait et souvent même la nettoyait puisque, en raison de son handicap, la « petite sœur » faisait ses besoins sous elle. À cette époque, Catherine avait 7, 8 ans.

« Quand Nanou faisait sous elle, ma mère la grondait, l'insultait, lui disait des paroles humiliantes, mais sans jamais la frapper. Ma mère criait, mais c'est mon prénom qu'elle prononçait toujours, jamais celui de ma sœur. Elle disait par exemple : "Pauvre imbécile, j'en ai marre de toi, t'as encore fait sous toi ! Catherine ! Catherine !"

« Au départ je ne comprenais pas bien. Pourquoi maman grondait ma sœur mais criait mon prénom ?

De nombreuses fois, j'ai mis ma main dans ma culotte pour vérifier si je ne m'étais pas vraiment salie sans faire attention. Je me disais aussi que ma mère devait croire que c'était de ma faute si ma petite sœur Nanou avait fait sous elle. Peut-être qu'en m'amusant avec elle ou en lui donnant à manger j'avais fait quelque chose que je ne devais pas !

« Mais peu à peu j'ai fini par comprendre que ma mère, en prononçant mon prénom – " Catherine ! Catherine !" – demandait à ce que j'aille l'aider à nettoyer ma petite sœur !

« Seulement, par la suite, j'avais peur lorsqu'elle m'appelait par mon prénom. Je pensais que j'avais fait quelque chose de mal. Je continuais à avoir le réflexe de glisser ma main dans ma culotte pour m'assurer que tout allait bien. C'est maintenant en vous parlant que je me rends compte que c'étaient les seules fois où ma mère prononçait mon prénom. Elle me parlait quelquefois, mais je ne me souviens pas d'avoir entendu mon prénom dans sa bouche autrement que pour me dire d'aller nettoyer ma petite sœur Nanou !

« Ma mère n'était pas méchante, mais elle n'était pas chaleureuse peut-être parce qu'elle était malheureuse d'avoir une fille handicapée à vie, surtout que c'était son aînée, sa première. De plus, ma mère souffrait d'une mystérieuse maladie, des glandes, du diabète... je ne sais plus. Elle était, par-dessus le marché, souvent dépressive. Elle disait tout le temps qu'elle était crevée. Elle a été hospitalisée à plusieurs reprises. Elle a passé des tas d'examens, mais qui n'ont pas démontré grand-chose. »

D'après Catherine, ce qui l'a le plus fortement bouleversée, c'est lorsque ses parents ont décidé de la mettre en pension à l'âge de 12 ans.

« Je ne comprenais pas pourquoi ils avaient pris une telle décision. J'étais la seule fille de ma classe et de mon village à être inscrite en pension. Toutes mes copines restaient avec leurs parents dans leur famille, sauf moi. Mon père tenait absolument à ce que je fréquente l'école religieuse, privée, "libre" disait-il.

« Mais moi, je m'imaginais que mes parents ne m'aimaient pas, qu'ils ne voulaient pas de moi. Je croyais qu'ils voulaient m'éloigner de ma petite sœur Nanou, comme si c'était de ma faute si ça n'allait pas, que maman était souvent fatiguée et qu'elle n'avait pas le moral. J'ai été pensionnaire sept années consécutives. Je ne rentrais à la maison qu'un week-end par mois et pour les vacances.

« Le dimanche soir, au moment de retourner en pension, j'avais une boule à la gorge. J'étais malheureuse, mais je ne disais rien à personne, pour ne pas leur faire davantage de peine. Ils étaient déjà assez malheureux avec maman et ma petite sœur Nanou. Au contraire, je faisais tout pour qu'ils soient contents. J'étais gentille, sage, serviable, pour leur rendre la vie, à mes parents et à ma petite sœur, plus agréable, enfin moins désagréable. Je les faisais même rire parfois, en leur racontant par exemple une blague que mes copines m'avaient apprise en pensionnat.

« Le week-end, quand je rentrais chez moi, au lieu de m'occuper de mes devoirs ou de m'amuser avec mes copines je restais avec Nanou ou j'aidais maman à préparer le repas et à faire le ménage. Je m'en souviens comme si c'était hier, le dimanche soir lorsque je devais repartir, papa me donnait cinq francs. Je réservais quatre francs pour mon billet de train et je gardais le franc qui me restait pour acheter des bonbons à ma petite sœur Nanou, à ma grande sœur, je veux dire. »

À 19 ans, Catherine termine ses études, commence son travail de secrétaire de mairie, mais continue d'habiter chez ses parents et de s'occuper de sa « petite sœur Nanou » et de sa mère, puis de son père, paralysé de tout le côté gauche en raison d'une attaque.

« Un après-midi, en rentrant de mon travail, j'ai découvert Nanou toute seule au fond de la cuisine sur son fauteuil, en train de pleurer. Je me suis approchée d'elle et je lui ai demandé de m'expliquer. Elle m'a fait comprendre tant bien que mal que papa dormait et que les autres... elle ne savait pas où ils étaient. Je lui ai fait un petit câlin, lui ai caressé les cheveux pour l'apaiser. Ensuite, je lui ai donné son goûter : un yaourt et quelques-uns de ses bonbons préférés. Après je me suis absentée pour me changer avant de m'attaquer aux travaux ménagers. Lorsque je suis revenue dans la cuisine, je ne sais pas, peut-être dix ou quinze minutes plus tard, j'ai découvert Nanou affalée sur son fauteuil. Tout de suite j'ai cru qu'elle s'était endormie. Je me suis néanmoins approchée d'elle pour vérifier, et j'ai immédiatement réalisé le drame qui venait de se produire. Ma petite sœur ne respirait plus. Elle était morte ! Je me suis dit que c'était de ma faute, que je n'aurais pas dû lui donner des bonbons, que j'aurais dû appeler notre médecin quand je l'avais vue pleurer... Mais je me suis raisonnée en me disant que je n'étais pour rien dans le décès de Nanou et que ce n'était pas la première fois qu'elle mangeait un yaourt et des bonbons.

« Je m'aperçois en vous parlant qu'à chaque fois qu'il se produit quelque chose de mal, soit je me sens directement coupable en me disant que j'ai eu tort d'agir, soit je me justifie en voulant démontrer que je n'y suis pour rien, mais j'ai très peur que tout le monde me croie coupable. »

Peu de temps après l'enterrement de Nanou, Catherine, comme débarrassée d'un fardeau, décide de profiter de la vie et de sa jeunesse, de s'amuser, de sortir, de festoyer.

« La mort de ma petite sœur Nanou, au lieu de m'abattre, m'avait donné un sacré coup de fouet. Je me disais qu'il ne fallait plus que je perde mon temps, qu'il fallait que je vive, que je profite du temps présent. Je n'avais plus envie de m'en faire. Je ne voulais pas devenir comme ma mère, déprimée, triste, accablée par la vie. »

Nous retrouvons ici chez Catherine le mécanisme d'inversion que nous avons repéré lors du décès de sa fille. Dans les deux situations, le Moi, au lieu de reconnaître et de ressentir la souffrance, cherche au contraire à s'en défendre et à s'en éloigner en se réfugiant dans une jovialité hypomaniaque. Comme si cela permettait, d'un coup de baguette magique, de faire se volatiliser la détresse. Seulement, celle-ci, bien qu'écartée un moment, refait surface de façon encore plus attentatoire. En dernière analyse, ce mécanisme de défense contre l'avènement de la dépression par l'inversion de la tristesse en gaieté factice n'agit que pour empêcher et retarder le vrai travail de deuil. La dépression ultérieure n'en sera que plus forte et plus rebelle aux soins, pour être restée dans l'obscurité trop longtemps.

Au bout de trois ans et de nombreuses aventures et liaisons sans lendemain, Catherine décide de se stabiliser.

« Voilà, j'ai rencontré mon mari actuel à l'âge de 28 ans. Lui n'en avait que 23. J'avais envie de me fixer. J'ai décidé de me marier. Je ne peux pas dire que je l'aimais, ni que je ne l'aimais pas. Il se montrait amoureux de moi, je me sentais reconnue par lui. Parfois je le trouvais un peu collant, mais finalement cela ne me déplaisait pas. J'avais décidé de me caser. Je ressentais le besoin de me stabiliser. Cela me faisait du bien de me sentir aimée. Cela me faisait plaisir que quelqu'un pense à moi, m'appelle, m'écrive, demande à me revoir. Cela me donnait confiance en moi. »

Après ce mariage d'amour à sens unique, plutôt de raison en ce qui la concerne, celle-ci réussit à mener durant pratiquement vingt-trois ans une vie plutôt stable, avec des hauts et des bas mais sans troubles majeurs, sauf une « petite déprime » consécutive à la naissance du troisième enfant, aujourd'hui âgé de 13 ans.

Pendant cette longue période, Catherine s'est montrée une femme dynamique, active, hyperactive même, occupée par son travail, qu'elle exécutait consciencieusement, et par la gestion de sa maison, menée d'une façon rigide et maniaque (nous dirions obsessionnelle dans notre jargon technique). Tout était rangé, dépoussiéré, aspiré. Aucun désordre n'était toléré, faute de déclencher chez elle une insupportable anxiété et une grande colère. La peur et l'agressivité sont l'endroit et l'envers d'une même médaille : lorsqu'on a peur, on devient agressif.

« Pour que je sois bien, dit Catherine, il faudrait que je sois tout le temps occupée, à la limite un peu débordée. Il ne faudrait surtout pas que je m'assoie, que je m'arrête. Je m'ennuie beaucoup quand je n'ai rien à faire. Cela m'angoisse. Tout le monde me dit autour de moi que je ne sais pas me reposer. Mais je ne me sens pas fatiguée. J'adore les sorties, les réceptions, pour ne pas me retrouver seule et inactive. Quand mon mari, qui est plus jeune que moi, me dit qu'il est fatigué et qu'il ne veut pas m'accompagner, eh bien, je sors toute seule ou avec une copine. »

Il n'est pas difficile de deviner que ma patiente souffre d'un trouble bipolaire, s'acharnant contre elle-même pour dissimuler son côté triste, pour ne montrer que sa face enjouée. Tout le monde a entendu parler du symptôme maniaco-dépressif, appelé autrefois « folie à double face » ou « folie circulaire ». Aujourd'hui on parle de façon plus subtile de « troubles bipolaires de l'humeur ». Ceux-ci sont susceptibles de se manifester soit sous une forme névrotique atténuée, soit sous une autre, plus grave, celle de la « psychose maniaco-dépressive ».

Je dois préciser tout de suite qu'en psychiatrie les termes « manie » et « maniaque » n'ont pas du tout le même sens que dans le langage courant. Le mot « maniaque » est parfois utilisé chez les non-professionnels pour désigner un pervers sexuel, un obsédé. Il s'agit là plutôt d'une personne qui jouit, non pas dans le cadre d'une relation sexuelle normale, avec un partenaire consentant, volontaire, mais d'une façon égoïste, agressive, autoritaire, perverse et détournée, à travers le viol, le sadisme, la pédophilie...

À d'autres moments, dans le langage populaire, le « maniaque » est un obsédé du rangement, de l'ordre et de la propreté. C'est un individu très propre en apparence, récuré, rincé, savonné, briqué, qui, hanté par l'angoisse du désordre, des microbes et de la saleté, pourrait passer son temps et son énergie à tout nettoyer, dépoussiérer, aspirer, javelliser, astiquer, cirer, désinfecter, purifier... Ce trouble précis de la personnalité renvoie, dans le vocabulaire de la psychologie moderne, à la « névrose obsessionnelle », ou encore aux TOC (troubles obsessionnels compulsifs). Il a pour fonction de protéger le Moi contre les angoisses de mort et la culpabilité.

La pathologie maniaco-dépressive proprement dite se caractérise, elle, par le phénomène des hauts et des bas ou « yoyo », à condition naturellement qu'il s'agisse non pas de petites fluctuations mais de variations d'humeur d'une amplitude exagérée.

Voici une description rapide et schématique des deux pôles de la maladie bipolaire, qui touche selon certaines statistiques 3 à 6 % de la population. La phase dépressive se caractérise par la lenteur, l'hypersomnie, le repli sur soi, le manque de désir, la baisse de l'élan vital, de l'appétit (anorexie) et de la libido (frigidité/impuissance), le manque d'estime de soi, le pessimisme, les ruminations, les restrictions de la parole et du mouvement, la tristesse, la douleur morale, l'ennui, l'inactivité, les idées noires... À l'inverse, au cours de la phase maniaque se manifestent la vivacité, l'infatigabilité, l'insouciance, l'optimisme, la mégalomanie, la réduction du sommeil, l'extraversion, la jovialité, la recherche des contacts, l'euphorie, l'hyperactivisme, la logorrhée, appelée aussi « diarrhée verbale », l'excitation, l'augmentation de la libido, le besoin accru de boire, de manger et de dépenser sans compter... Le sujet se trouve dans un état d'excitation, d'exaltation, d'exubérance. Pour lui, les frontières entre le possible et l'impossible, le permis et l'interdit se volatilisent, il ne se reconnaît plus de limites. Il se sent libre, dégagé de toute contrainte, immunisé contre tout danger, comme protégé par la grâce. Il se croit tout-puissant et infaillible.

Il est vrai que nous sommes tous soumis, à des degrés divers, au balancement maniaco-dépressif. Un jour on trouve que la vie est belle, on a la « pêche » et le moral. Le lendemain le ciel intérieur semble plutôt grisâtre, maussade, sans même que l'on parvienne à expliciter les motifs exacts de ces hauts et de ces bas. Les oscillations de l'humeur sont donc parfaitement naturelles, mais à une double condition : qu'elles soient d'une périodicité et d'une intensité limitées, raisonnables, supportables par soi-même et par l'entourage. Chez une personne psychologiquement saine, les excès sont automatiquement pris en charge, amortis, corrigés par une sorte de « thermostat intérieur », comme dans un réfrigérateur ou dans une chaudière où, dès que la température souhaitée est atteinte, le courant se coupe automatiquement. Chez le maniaco-dépressif le « thermostat », le régulateur est tombé en panne ! Dans ces conditions, les variations exagérées de l'humeur, ni conscientes ni contrôlables, échappent à la vigilance et au filtrage du Moi, débordé par le torrent émotionnel.

Certains ont défendu l'hypothèse d'une transmission génétique du trouble bipolaire en raison de la découverte au sein d'une même lignée de sujets présentant un tableau identique. Mais s'agit-il d'un raisonnement rigoureux ? Nous connaissons tous des familles comportant, sur plusieurs générations, de nombreux politiciens, ou sportifs, ou avocats, ou paranoïaques, ou matheux, ou avares. Serait-il légitime d'évoquer, là aussi, le mécanisme de la transmission génétique ?

En résumé, la phase maniaque se révèle être chez Catherine, comme chez tous les maniaco-dépressifs, l'antidote contre une détresse profonde, contre l'étouffement par une souffrance et une angoisse de mort insupportables. D'ailleurs, le trouble maniaco-dépressif ne constitue pas l'unique phénomène dans lequel l'existence de deux manifestations totalement opposées renvoie à une seule et même signification. Par exemple, une trop grande gentillesse, un altruisme excessif, une bonté illimitée allant jusqu'à l'abnégation et au sacrifice de soi camouflent, mais trahissent en même temps, une agressivité latente, muselée, retournée en son contraire. De même, une honnêteté et une droiture exagérées, une moralité rigide, un puritanisme forcené, une chasteté austère et rigoriste peuvent masquer une amoralité inconsciente, une perversion secrète. Enfin, une sexualité insatiable, gloutonne et vorace sert aussi de paravent à une frigidité ou à une impuissance masquées, aussi bien chez la nymphomane que chez le don Juan.

Savez-vous pourquoi le tambour résonne si fort ? Parce qu'il est creux ! En revanche, la vérité est silence dans la mesure où elle est discrète, mesurée, retenue, pondérée. Lorsqu'on existe vraiment pour et par soi-même avec confiance, on n'a plus besoin de fonctionner dans la séduction, on ne cherche plus à conquérir, ni à convaincre. On devient tolérant face aux contradictions et aux différences.

Voyons maintenant quelles lumières nous livre l'examen de l'anamnèse, c'est-à-dire l'histoire de la dépression de Catherine, concernant son origine et son sens inconscients.

La dépression de Catherine n'a pas été créée, mais plutôt révélée, percée à jour, démasquée par certains événements pénibles, épreuves douloureuses, que nous appelons « facteurs déclenchants ». On peut les rappeler : décès des parents, désaffection du mari, et surtout, plus tôt, disparition brutale de sa fille, sans parler de l'arrêt de son activité professionnelle.

Il faudrait ajouter à cette liste un autre phénomène, très important aussi, qui par pudeur est passé sous silence et reste inaperçu : la *ménopause*. Il s'agit pour les femmes d'un tournant objectif significatif de leur existence.

La ménopause constitue en effet, même si certaines s'en défendent, une double source de dépressivité. D'abord en raison de bouleversements et déséquilibres biologiques et hormonaux exerçant une action physiologique directe sur la libido ainsi que sur l'humeur. Ensuite parce que l'arrêt du rendez-vous menstruel mensuel sonne la fin d'une certaine période de féminité, d'une certaine image de soi, d'un idéal féminin, laissant la femme face à un corps moins jeune, moins souple, mais surtout désormais infécondable. La ménopause est une phase de transition et de changement, le passage d'une période de l'existence à une autre, de l'été à l'automne, forcément moins florissant et moins fertile en potentialités, passions et promesses de tout genre. C'est un *deuil symbolique* à vivre, une page à tourner, un sacrifice à faire, un changement, une mutation, une mue à réussir, comme tous ceux qui ont jalonné la vie depuis la naissance. Il est essentiel que ce passage soit reconnu, consenti, accueilli, sereinement, parcouru avec ce qu'il comporte de dépressivité naturelle et nécessaire. Ainsi, la femme conservera son équilibre psychologique en continuant à jouir de son corps et de sa vie, installée dans sa nouvelle identité. Plus on fuit la réalité et plus on est ligaturé par elle. En fait, il est faux de croire que la dépression épuise le Moi. Au contraire, le Moi se voit affaibli par tous les procédés défensifs de refoulement et d'évitement érigés face à la dépressivité naturelle, laquelle, du coup, se transforme en dépression.

Quelle différence existe-t-il entre ces deux mots : la dépression et la dépressivité ?

La dépressivité

Le terme « dépressivité » désigne cette forme de déprime parfaitement saine, légitime, inévitable, inhérente à la vie. Elle apparaît et est absorbée de façon naturelle lors de toutes les étapes de l'existence, à chaque fois qu'on évolue, qu'on change, qu'on grandit, en se séparant du passé et en cheminant vers l'avenir.

Ainsi tous les progrès de la croissance s'accompagnent chez l'enfant d'une dépressivité, lors de la poussée des dents par exemple, ou quand il apprend à s'asseoir, à marcher, à devenir propre, à reconnaître la différence des sexes et des générations, à lire, à écrire et à calculer à l'école – bref, à chaque fois qu'il progresse dans la voie de la prise de conscience, de la différenciation et de l'autonomie psychique.

Mais, naturellement, comme le petit enfant est incapable d'exprimer ce qu'il ressent à l'aide des mots, il manifeste sa souffrance par les maux physiques. C'est son corps qui parle à travers la constipation, la fièvre, l'anorexie passagère, le pipi au lit, le sommeil agité... Il peut devenir grognon, pleurnichard, capricieux et collant – collant précisément parce qu'il apprend à se décoller, à se séparer de ses parents, pour s'envoler de ses propres ailes, pour devenir soi. De même, à la puberté et à l'adolescence, la découverte d'un corps différencié et nouveau, le masculin ou le féminin, signant l'apparition d'une identité nouvelle, engage l'adolescent dans une dépressivité où il se doit d'accomplir le deuil de son image d'enfant androgyne. Celle-ci se traduit normalement de façon bruyante, par des crises, dans un contexte de conflits, de malentendus et de malentendants, de rapports de force et de désobéissance.

L'origine de nombreuses pathologies graves de la personnalité remonte à cette période d'aiguillage, de passage d'une phase de la vie à une autre. La maladie peut se déclarer lors du service militaire ou de l'entrée dans la vie professionnelle ou universitaire si la dépressivité naturelle n'a pas été vécue, comprise, acceptée par l'adolescent et sa famille.

La dépression de la jeune fille débute en général par une anorexie mentale traduisant sa crainte de devenir adulte dans un corps et avec un cœur de femme. À un stade plus critique, elle peut se manifester par des dérèglements de sa sexualité dans le sens d'une levée du contrôle et des interdits, et s'accompagner aussi de l'utilisation de toxiques.

Chez le jeune adolescent, la dépression commence par le repli sur soi et le fléchissement du rendement scolaire. Elle se traduit, dans la phase plus grave, par des troubles du comportement et de l'adaptation, ainsi que par la toxicomanie et la délinquance, c'est-à-dire la transgression des interdits et de la loi.

L'absence de dépressivité chez l'adolescent est donc plutôt un symptôme inquiétant, le signe qu'un remue-ménage, un bouillonnement, une mutation ne se vivent pas, sont avortés dans l'œuf. Les cas où la crise maturante de l'adolescence ne s'exprime pas de façon ouverte concerne souvent des adolescents dont un des parents souffre de dépression, de handicap, de fragilité psychologique ou sociale. Tout se passe comme si, par son silence, sa « sagesse », son calme, sa docilité, sa non-conflictualité, son extinction, en un mot, l'adolescent *pharmakos* cherchait à éviter d'altérer encore le climat familial, de peiner davantage ses parents « malades ».

De même, le mariage, qui représente objectivement

un événement heureux, s'accompagne d'une dépressivité dans la mesure où la construction d'une vie à deux nécessite l'engagement affectif avec une personne précise et le renoncement à tous les autres partenaires possibles, potentiels. Elle exige ainsi le deuil de son identité adolescente, de sa vie de célibataire, garçon ou fille, qu'il convient désormais d'« enterrer », comme le veut la tradition, pour devenir adulte, mari ou femme, époux ou épouse. C'est certainement la raison pour laquelle les mariages sont, partout dans le monde, des cérémonies festives avec réjouissances, danses et offrandes afin de compenser symboliquement la fin d'une période de la vie et de consoler du chagrin qui en résulte.

Tout le monde a aussi entendu parler du *baby blues* de la femme parturiente. Il s'agit pour elle d'accepter de voir son ventre, plein et arrondi jusque-là, se vider. Elle doit accepter également de perdre une partie de l'attention et de l'amour de son mari, désormais reportée sur l'enfant qui vient prendre place dans le triangle. Le père doit procéder, de son côté, à la même démarche de séparation, accomplir le même deuil : partager sa femme avec « ce petit bout de chou » quelquefois bien encombrant.

Enfin, chez la personne vieillissante, notamment après la retraite, la dépressivité apparaît aussi comme un phénomène naturel, normal, puisqu'il faut faire le deuil d'une certaine image de soi pour en épouser une autre en intégrant de nombreux changements, en particulier ceux qui touchent le corps et le statut social (rides, sentiment d'inutilité, de solitude...).

De même, il conviendrait d'utiliser le terme « dépressivité » plutôt que « dépression » lorsqu'on parle d'un sujet touché directement par la perte d'un être cher. Il s'agit évidemment d'un drame atroce, mais pas d'une pathologie. La mort fait partie de la vie et de son déroulement parfois tragique.

Encore une fois, la dépressivité constitue non seulement une manifestation normale, mais de plus tout à fait souhaitable. C'est plutôt son absence qui doit paraître préoccupante, anormale, malsaine. Voilà pourquoi toutes les cultures humaines ont structuré des rites de passage, des cérémonies d'initiation aux paliers symboliques de la vie (circoncision, communion, mariage, enterrement...) afin de soutenir et d'accompagner le sujet et son entourage dans le travail de deuil et de séparation, les aider à vivre leur dépressivité.

La dépression

La dépression, elle, représente l'accumulation au cours des années de quantité de dépressivités refoulées, censurées, non vécues, avortées, interdites.

Dans cette perspective, on pourrait regretter à juste titre la raréfaction, la désacralisation, voire la disparition de ces pratiques symboliques et rituelles qui consistent à pleurer, se lamenter, déchirer les vêtements, ne plus faire l'amour pendant quelques jours, prier, accomplir des actes de charité... Elles encourageaient en effet le sujet, soutenu par sa famille et la collectivité, à réagir, à extérioriser ses émotions, à exprimer sa détresse. À l'heure actuelle, dans nos sociétés polies et policées, l'individu éprouvé, touché par un malheur, se trouve souvent et soudain seul, isolé, délaissé, sans secours et sans protection face à des épreuves qu'il a du mal à gérer et à surmonter. Car la souffrance physique, ou psychologique comme la culpabilité, est devenue taboue. Elle est de plus en plus négativisée, combattue, refoulée, refusée. Pis encore, elle est désormais médicalisée – c'est le cas de la dépression –, c'est-à-dire érigée au rang de pathologie à soigner, éradiquer. La vieillesse, la maladie, la mort, le handicap, la dépression, on les cache, on évite d'en parler. L'idéologie moderne impose sournoisement les mythes de la forme, de la fête, de la bonne santé, de l'harmonie, de la beauté du corps et de l'éternelle jeunesse. Elle titille, excite nos craintes et nos espérances les plus secrètes, puis nous harcèle afin de nous pousser à consommer mille et un produits, censés apaiser miraculeusement les peurs qu'elle vient d'éveiller et concrétiser les rêves de sécurité et de bonheur. Pour y parvenir, elle s'ingénie, avec la complicité de la médecine, à « pathologiser » le tragique de la vie, c'est-à-dire à le présenter comme une maladie, anormale, injuste, concrètement réparable.

Je dirais donc que, chez Catherine, la dépression, sous ses deux facettes maniaque et dépressive, survient en raison de l'évitement permanent de la dépressivité naturelle, laquelle, interdite à la conscience, se transforme en angoisse et en culpabilité.

La culpabilité renvoie aux infortunes passées : sa mère déprimée, sa sœur infirme, sa mise en pensionnat interprétée comme un rejet... De plus, Catherine se reproche et se punit d'avoir été incapable d'épargner ses parents, de les protéger, de les guérir, de les rendre heureux par la magie de sa pensée.

L'angoisse constitue la seconde série d'affects tourmentant Catherine. Elle repose en premier lieu sur la crainte de punitions, de châtiments, de représailles, en raison de sa certitude d'être coupable à cause de sa mauvaiseté foncière, certes imaginaire. En second lieu, cette angoisse est relative à l'inquiétude de la contamination. Catherine avait la conviction qu'elle serait atteinte, tôt ou tard, par la dépression, l'infirmité, le mal et la mort qui rôdaient dans la famille, tels des anges exterminateurs, des fantômes malfaisants, invisibles et insaisissables. Tout déprimé s'identifie d'une façon massive à la mort, au mort, au mourant. Son impression n'est pas d'être en vie, mais plutôt en survie, attendant, redoutant l'incontournable échéance.

Catherine a toujours cherché à se protéger de la dépression en luttant contre ces angoisses de deux manières. D'abord, par un recours à l'agitation, l'excitation, l'hyperactivité, en excluant tout vide et tout repos. Mais cette fébrilité et cette effervescence ne constituaient, en fin de compte, qu'une danse destinée à exorciser l'ange de la mort, une défense pour lui barrer la route et se protéger du Thanatos. Il est vrai que l'*enfant agité*, remuant, instable, nerveux, turbulent, bref celui qui « ne tient pas en place », comme on dit, et qui a aussi beaucoup de mal à s'endormir, cherche à se protéger contre une angoisse de mort. En bougeant, il s'assure qu'il est vivant et bien vivant. Aussi longtemps qu'il bougera, il ne mourra pas, croit-il. La mort signifie pour lui l'immobilité. D'ailleurs, il appréhende pour la première fois l'idée de la mort en découvrant un cadavre d'animal, une mouche, un papillon, un oiseau, un chat ou un chien qui ne bouge plus, qui ne réagit plus, quoi que l'on fasse.

Catherine s'est battue, ensuite, pour inverser l'angoisse en euphorie, en joyeuseté factice, afin de camoufler son délabrement intérieur, notamment après le décès de sa fille. La phase maniaque représente, en effet, un mécanisme de déni de la souffrance et de défense contre elle.

Loin d'être synonyme d'une intensité de vie, de joies et de plaisirs, elle renvoie aux mêmes mécanismes d'expiation et d'autopunition en raison de l'importance de la culpabilité de l'enfant intérieur. Cette phase m'a toujours semblé aussi préjudiciable et dangereuse pour le patient que la phase dépressive à proprement parler. Elle sape et abîme sournoisement sa santé physique et morale, mise en danger de façon ordalique, sans précaution ni prudence (manger, boire, fumer, faire l'amour de façon outrancière, dormir peu, ne pas savoir se donner des limites en disant non à ses pulsions...).

La phase maniaque traduit, d'autre part, la volonté inconsciente d'égayer, de « déchagriner » les parents, de supprimer leur affliction, en tant qu'enfant thérapeute, dans le but de recouvrer l'innocence : « Je ne suis pas une méchante fille. Je fais tout pour vous rendre heureux. »

Toutes ces défenses ont finalement échoué à débarrasser Catherine de son angoisse et de sa culpabilité.

Pourtant, l'état de ma patiente s'est sensiblement amélioré, c'est-à-dire que sa « folie bipolaire » a diminué d'intensité et de fréquence à partir du moment où elle a réalisé qu'au fond, lorsqu'elle se trouvait en phase d'excitation, cela ne signifiait pas qu'elle allait « très bien », mais au contraire encore plus mal. Il s'agissait d'une prise de conscience salutaire. L'euphorie et l'abattement ont pu devenir ainsi à ses yeux l'envers et l'endroit de la même médaille, deux visages ou deux moments du même mal.

Autrement dit, le syndrome dépressif se manifeste dans la mesure où la culpabilité et l'angoisse n'ont pas été reconnues, prises en charge, travaillées, métabolisées par le Moi. Dans cette optique, le travail thérapeutique consiste à encourager, à épauler le patient pour qu'il assouplisse sa stratégie défensive rigide, lâche prise, modère son exigence de contrôle et de maîtrise afin de permettre à la dépressivité saine, à l'angoisse et à la culpabilité d'être enfin ressenties, dites, entendues.

La fuite, loin de protéger le Moi, ne fait qu'engraisser, jour après jour, le monstre Minotaure de la dépression reclus au fin fond du labyrinthe. L'angoisse et la culpabilité ne se dissolvent dans aucune drogue. Bien au contraire, toute drogue les rend de plus en plus envahissantes et voraces.

En outre, contrairement à l'entourage qui s'exténue à déculpabiliser et à rassurer le déprimé, le rôle du thérapeute consiste à faire remonter à la surface ces affects considérés à tort comme négatifs et désagréables. Sa fonction n'est pas de s'ériger en une « bonne mère » afin de démontrer à son patient – d'ailleurs toujours impatient – son innocence. Telle une sage-femme, il se doit d'être aux aguets, tout ouïe, à l'affût bienveillant des émotions incarcérées, cadenassées, afin de leur aménager par son accueil et son écoute une remontée à la conscience, une délivrance.

Si le thérapeute cherche par moments à rassurer et à déculpabiliser, ce n'est jamais au patient qu'il s'adresse, mais à l'enfant intérieur en lui, à son angoisse et à sa culpabilité. Autrement dit, il tente plutôt de *déculpabiliser la culpabilité* et de *désangoisser l'angoisse* pour qu'elles soient ressenties enfin, mises en mots, dédramatisées, sans trop de crainte.

Notons encore que ces deux sentiments remplissent en outre une fonction humanisante. Sans ces affects « garde-fous » qui imposent certaines limites à notre instinctivité, nous ne serions humains que de corps, d'apparence, mais psychiquement pervers, monstrueux, insensibles, barbares !

La dépression, donc, lorsqu'elle est redoutée et fuie, se transforme en un crocodile poursuivant le déprimé de sa rage. À l'inverse, si elle est accueillie et écoutée, elle n'est plus qu'un petit lézard. Tout est une question d'approche et de regard. Dans cette perspective, je trouve qu'il est abusif et même absurde de parler d'antidépresseurs ou d'anxiolytiques. Pourquoi ? Parce qu'un traitement chimique, surtout lorsqu'il s'érige en réponse unique, loin de guérir la dépression, ne participe finalement qu'à son étouffement, à sa répression, à son enfermement, en lui barrant l'accès à la lumière de la conscience.

La chimiothérapie, à long terme, ne peut aider à la liquidation du noyau dépressif dans la mesure où elle se transforme elle-même en un mécanisme de défense pour *faire taire la vérité et le sens.*

La fonction thérapeutique consiste donc à transmuer la dépression en dépressivité originaire tout en la mettant en lien avec les traumatismes, mais surtout avec l'angoisse et la culpabilité du petit enfant intérieur. Il est indispensable, pour cela, de parvenir au préalable à désolidariser, à déconnecter la souffrance actuelle du facteur déclenchant, que le déprimé confond avec la source de son malaise.

Quelques mois de psychothérapie ont suffi à Catherine pour réduire sa terrible peur face à l'angoisse et à la culpabilité. Celles-ci ont pu ainsi être ressenties et exprimées puisqu'elles étaient accueillies et entendues avec respect, déculpabilisées et dédramatisées.

Catherine s'est montrée capable de prendre conscience de la dépression et de la détresse de la petite fille coupable en elle, celle qui se croyait fautive de la dépression maternelle, de l'infirmité et de la mort de sa « petite sœur Nanou », de la mort de ses parents, qui n'avaient pas su ou pu lui prodiguer toute la sécurité et la tendresse qu'elle réclamait. Cette culpabilité inconsciente avait déclenché chez elle le besoin de guérir et de réparer afin de satisfaire sa quête de l'innocence et de la pureté. Comme Florence et les autres, d'une part elle aspirait le mal-être familial en le prenant sur soi, d'autre part elle cherchait dans l'hyperactivité et l'excitation hypomaniaque à contenir la dépression en l'inversant en jovialité de surface.

Ces prises de conscience lui ont permis progressivement de réduire sensiblement sa volonté d'être thérapeute, réparatrice des infortunes subies par sa famille. Grâce à elles, elle a pu en même temps cesser de se punir masochiquement d'un mal que, loin d'avoir perpétré, elle avait subi dans son corps et dans son âme.

Le dernier rêve que Catherine m'a raconté, était le suivant : « J'allais me marier. Je m'apercevais qu'on s'y était pris un peu trop tard pour l'organisation du mariage. Tout le monde n'avait pas encore reçu les invitations. Mais je me disais que ce n'était pas bien grave, que tout finirait par s'arranger et qu'il ne fallait pas que je m'en fasse. Mais ce que j'ai trouvé le plus drôle dans ce rêve, c'est que je me mariais avec mon mari Michel. Je sentais que je l'aimais et que j'avais de la tendresse pour lui. Je n'avais pourtant qu'un seul regret dans mon rêve. Je me disais : pourquoi tu as mis tant de temps à te rendre compte que tu l'aimais et que tu voulais devenir sa femme ? »

Ce rêve assez parlant se passe de commentaire, puisqu'on ne peut aimer l'autre que si l'on s'aime et réciproquement. Il existe toujours, par ailleurs, un certain décalage entre le conscient et l'inconscient, celui-ci mettant parfois des années à intégrer le changement. En épousant psychologiquement son mari dans ce rêve, Catherine redécouvrait sa féminité.

Danièle : la victoire de l'Éros

Il y a un mois environ, Danièle, une femme de 45 ans mariée depuis bientôt vingt-cinq ans, employée de bureau, a tenté de mettre fin à ses jours en avalant plusieurs tubes de médicaments, des antidépresseurs prescrits par un psychiatre qu'elle avait consulté deux ou trois fois avant de commettre ce geste de désespoir. Comment en était-elle arrivée là ? Pourquoi sa vie était-elle devenue à tel point invivable, insupportable ?

Danièle cherche à expliquer sa tentative de suicide en mettant au premier plan les problèmes de communication dans son couple. Elle invoque le manque d'échanges et de dialogue, la rareté des gestes de tendresse et des rapports sexuels, l'absence de complicité, d'activités ou de centres d'intérêt communs. D'après elle, cela tient à la différence, voire à l'opposition entre les deux caractères. Son mari Éric, 47 ans, fonctionnaire, est décrit comme un homme hyperactif, instable, agité. Danièle se dit plutôt calme et « casanière », et souffre par conséquent de l'impossibilité pour elle de suivre son mari dans sa vitalité démesurée.

« Mon mari ne s'occupe pas de moi. Il fait plein d'activités, mais tout seul, le vélo, la course, la natation, le jardinage, le concours canin, le bricolage... Il ne me propose rien et ne partage rien avec moi. Il me délaisse, ne me réserve aucune place dans son emploi du temps. Il sort très souvent de son côté, pratiquement tous les week-ends, en plus de certaines soirées dans la semaine. Quand je proteste, il me répond : "Tu n'as qu'à faire pareil en sortant de ton côté. Je ne t'en voudrais pas, tu sais." Je suis malheureuse parce que j'aurais voulu qu'on sorte ensemble, en mari et femme, et non chacun de son côté, pour soi. On vit soi-disant en couple, mais chacun vit séparément, dans son coin. Éric vit à plus de 100 à l'heure, comme si sa vie allait s'arrêter demain. Il bouge tout le temps. Il ne tient jamais en place. Il est sans arrêt en train de s'activer. Il ne veut jamais se reposer, se poser, s'asseoir, lire un livre ou un journal, boire un verre, bavarder de tout et de rien, se balader, regarder la télé ou jouer au Scrabble. Tenez, il y a deux mois nous étions invités un samedi soir au mariage de l'une de ses nièces. Il n'a pas arrêté de danser toute la soirée, sans m'inviter une seule fois. Nous sommes rentrés nous coucher vers 3 heures du matin. Il s'est levé comme un ressort à 6 heures pour enfourcher son vélo et faire une balade d'une vingtaine de kilomètres. Quand je le lui ai reproché, il m'a dit que c'était pour respirer, se décrasser, éliminer la "bouffe" du mariage, se maintenir en forme... On dirait qu'il a très peur de vieillir, de mourir prématurément, surtout depuis qu'il a perdu deux collègues de son âge. Il agit comme si ses jours étaient comptés et qu'il fallait qu'il en profite au maximum ! Le plus "drôle", c'est qu'il m'aime et que je l'aime, on s'aime tous les deux, j'en suis sûre. Nous avons toujours des sentiments l'un pour l'autre. Il s'ennuie de moi quand je ne suis pas là. Mais lorsqu'on se retrouve, on s'engueule, on ne fait rien ensemble et on ne se parle pas, ou plutôt lui ne me parle pas. Moi, j'aurais envie de discuter de ce qu'on ressent, de ce dont on a envie, mais lui ne s'exprime pas et ne m'écoute pas. »

Seconde source de contrariété pour Danièle : son mari l'a trompée à deux reprises.

« La première fois qu'il est sorti avec une femme, c'était il y a dix-huit ans. La seconde fois, il y a un an et demi, il me l'a avoué lui-même. Cela a été un choc terrible pour moi de l'apprendre, bien pire que dix-huit ans plus tôt. Pourtant, cette fois son infidélité a duré moins longtemps que la précédente. Vraiment je ne m'y attendais pas du tout. J'avais totalement confiance en lui. Je ne me méfiais de rien. D'autant plus qu'à l'époque ça n'allait pas trop mal entre nous, même plutôt bien. Cette dernière infidélité m'a troublée, traumatisée. La première fois j'avais beaucoup mieux encaissé le choc. Peut-être parce que j'avais dix-huit ans de moins. Cette nouvelle trahison m'a rendue du coup très jalouse, méfiante, soupçonneuse. Je me suis mise à le surveiller, à l'espionner. Mais plus je le surveillais et plus il se cachait et me cachait des choses. Je l'appelais plusieurs fois par jour à son travail, sous une fausse identité, ou sur son portable. Je relevais les chiffres du compteur de sa voiture pour vérifier que les kilomètres correspondaient bien à la longueur du trajet. Je fouillais dans ses poches, je reniflais ses habits pour détecter les parfums, les odeurs. J'examinais la souche de ses chéquiers ainsi que ses reçus de carte bancaire pour connaître le détail de ses dépenses. J'ai alors repéré certaines anomalies qu'il aurait été inutile de nier, des preuves irréfutables de son infidélité : fleuriste, restaurant, bijoutier. Cette découverte m'a profondément chagrinée. J'ai eu d'autant plus de mal que cela faisait longtemps qu'il ne m'avait rien offert, à moi, ni bijou, ni fleurs, ni restaurant. Mon cœur s'est déchiré en décelant tout cela. Avec notre argent à nous, mon argent à moi, il avait aimé une autre femme. Cela m'était insupportable. J'ai trop pleuré pour ça. Un jour j'étais très en colère contre lui, je lui en voulais de m'avoir fait souffrir à ce point. Mais le lendemain je m'en voulais à moi-même, je me sentais drôlement coupable. Je me disais que s'il était allé voir ailleurs, c'était de ma faute, puisque je n'étais pas une gentille femme pour lui, que je ne le rendais pas heureux, que je ne satisfaisais pas ses désirs et besoins. J'étais convaincue qu'il ne me trouvait plus assez jeune et belle pour lui. Du coup je me trouvais moche, grosse, vieille et acariâtre, et finissais par ne plus pouvoir me regarder dans la glace. »

La douleur de la trahison fut d'autant plus pénible pour Danièle qu'à l'époque elle avait aussi des problèmes au travail, avec son chef de bureau.

« Le chef m'embêtait. Il m'avait harcelée pendant plus de six mois : critiques injustifiées, réflexions désagréables. Il me reprochait de ne pas bien exécuter mon travail, de ne pas me concentrer suffisamment... Il disait tout le temps que j'étais physiquement présente mais que mon esprit était ailleurs. Il me changeait de poste sans raison valable. Au début, je ne comprenais rien. Je trouvais que je faisais bien mon travail. Mais peu à peu j'ai fini par me dire qu'il n'avait pas tort, d'autant plus qu'en raison de changements multiples de tâches je n'avais plus le temps de m'adapter à la nouvelle situation. Je me sentais nulle, idiote, incapable et de rendre mon mari heureux, puisqu'il allait voir ailleurs, et de satisfaire mon chef.

« Tous les soirs, je rentrais épuisée après une longue journée de stress et de transports en commun. J'avoue que, dans ces circonstances, je n'étais pas toujours de bonne humeur. Je me plaignais en rentrant de tout ce qui s'était passé depuis le matin. De plus, j'avais l'entière responsabilité de la maison sur mes épaules, les courses, la cuisine, la vaisselle, le ménage et le repassage. J'ai fini par me persuader à la longue que, si Éric me trompait, c'était de ma faute, puisque j'étais trop accaparée par mon travail et que je n'arrivais plus à être une femme disponible et agréable. Un jour, j'en ai eu vraiment assez. Je ne sais pas ce qui m'a pris ; j'ai éclaté en sanglots. Je me suis mise à pleurer devant mon chef et les collègues, versant toutes les larmes de mon corps. Ç'a duré une bonne heure, je crois. Mon chef a eu peur. Il a appelé le médecin, qui m'a prescrit une semaine d'arrêt de travail. Lorsque j'ai repris, il s'était calmé. Il a peut-être eu pitié de moi. J'ai appris plus tard que sa femme avait accouché pendant mon arrêt de travail. Je me suis dit que c'était peut-être la grossesse de sa femme qui l'avait rendu si nerveux. Mais pourquoi ne harcelait-il que moi ? »

Outre ces deux chocs émotionnels, l'infidélité de son mari et l'agressivité de son chef, Danièle m'a fait part, au cours des séances suivantes, d'un troisième traumatisme psychologique remontant à six mois environ et constituant à ses yeux une source essentielle de sa dépression, la « goutte qui avait fait déborder le vase ».

« L'an dernier, le jour de Noël, nous étions tous réunis chez mes parents. Il y avait mon frère Henri, sa femme, son petit garçon de 3 ans ainsi que ma petite sœur Hélène, son compagnon et leur fille de 2 ans. Après la distribution des cadeaux, les enfants d'Hélène et d'Henri se sont mis, tout à coup, à hurler et à se battre pour un jouet. Soudain, ma belle-sœur s'est précipitée, rouge comme une betterave ! Elle a saisi la petite fille d'Hélène et l'a frappée avec méchanceté sur ses petites mains. Ensuite, elle lui a arraché le jouet pour le donner à son fils, qu'elle a pris dans ses bras. Personne n'a pipé mot sur le moment pour ne pas envenimer les choses, mais cette scène avait jeté un froid. Notre journée de Noël était sérieusement gâchée. Cela m'a beaucoup déstabilisée. Après, plusieurs nuits de suite j'ai eu du mal à m'endormir. J'étais agitée. Je ne pensais plus qu'à ça. Je n'ai jamais pu supporter que l'on fasse du mal à un enfant devant moi. De plus, je m'en voulais de n'avoir pas réagi pour défendre ma petite sœur Hélène. Je me reprochais ma lâcheté, mon manque de courage. Lorsque j'en ai parlé à mon mari, au lieu de me consoler en me disant des mots gentils, il s'est mis à se moquer de moi et de ma susceptibilité de "bonne femme". Il a défendu, au contraire, ma belle-sœur et sa force de caractère. J'étais très déçue qu'il ne me comprenne pas. »

Voilà, en résumé, le récit des trois facteurs déclenchants de la dépression de Danièle, à l'origine, d'après elle, de sa volonté sérieuse et préméditée de se donner la mort. On voit que le phénomène dépressif n'a pas vu le jour immédiatement à la suite de ces trois traumatismes affectifs. Il est apparu plus d'un an et demi après les deux premiers chocs (infidélité du mari et harcèlement au travail) et plus de six mois après le troisième (dispute familiale le jour de Noël). La dépression a curieusement fait surface à un moment où la vie professionnelle, sentimentale et familiale de Danièle semblait dans l'ensemble plutôt calme et sans histoire. En effet, elle n'avait plus aucune raison objective, manifeste, sérieuse de souffrir ou de se plaindre. Comment expliquer cela ?

Il arrive souvent que la dépression fasse son apparition chez un sujet plusieurs mois après qu'il a vécu des chocs, des stress, des contrariétés. Elle se déclare lorsqu'il s'y attend le moins, de façon énigmatique, incompréhensible, dans la mesure où elle ne s'explique plus par des motifs précis, récents, objectivement graves, aisément localisables. Tout se passe comme s'il existait une période de latence, de fermentation, d'incubation entre la réception des chocs et la manifestation franche de la dépression, après l'usure des mécanismes de défense et de protection.

J'ai remarqué plus d'une fois qu'on ne déprime pas, ou rarement, lorsqu'on se trouve directement confronté aux difficultés de la vie (conjugale ou professionnelle). Au contraire, on a même parfois l'impression de se sentir fort et plein d'énergie pour leur faire face. Très souvent la dépression surgit plus tard, après la phase de latence, une fois les épines retirées, les blessures cicatrisées, les conflits résorbés, la tempête apaisée, l'incendie éteint.

Au début, en écoutant les circonstances de l'apparition de la dépression de Danièle, je n'ai pas été très ému par son récit. Je me suis demandé si je ne devenais pas, avec les années et l'expérience, de moins en moins sensible, de plus en plus blindé face à la dramaturgie humaine. Je me comparais à un chirurgien n'éprouvant plus d'émotion à la vue du sang ou en manipulant des organes. Il est vrai que les couples qui battent de l'aile, les maris qui trompent leur femme (ou vice versa), les petits chefs qui sadisent leurs subordonnés et les enfants qui se chamaillent autour du sapin de Noël, tout cela me semblait plutôt fréquent et banal.

Pourtant, ce sont bien ces tracasseries qui, d'après Danièle, ont rendu sa vie insupportable. La mort lui a paru une meilleure solution que le divorce par exemple, ou que la démission de son poste. Pourquoi ? En réalité, les raisons que le déprimé avance lors des premiers entretiens pour justifier sa dépression ne sont pas toujours valables. Il s'agit souvent moins de raisons que de rationalisations, destinées davantage à brouiller les pistes qu'à éclairer le chemin. Dans ces conditions, essayons de reprendre l'histoire de Danièle et de son enfance, puisque les motifs profonds de la dépression ne sont jamais à rechercher dans la réalité d'ici et maintenant, forcément trompeuse, mais toujours dans un Ailleurs et Avant.

Danièle est l'aînée d'une famille de cinq enfants. Elle a deux sœurs et deux frères. Elle a été élevée jusqu'à l'âge de 9 ans par ses grands-parents maternels, à la campagne. À l'époque, elle n'a pas compris ce qui lui arrivait, les raisons pour lesquelles ses propres parents ne s'occupaient pas d'elle. Durant toutes ces années, elle voyait rarement ces derniers. Ils vivaient dans une grande ville, ne lui rendaient pas souvent visite, ne prenaient pas de ses nouvelles, ne se préoccupaient pas vraiment d'elle.

Lorsqu'elle a eu 9 ans, ses parents l'ont « reprise ». Là non plus elle n'a pas bien compris ce qui se passait. Personne ne lui a donné d'explication et elle n'a pas trop osé en demander. Elle a donc dû quitter brusquement, du jour au lendemain, la campagne et la compagnie de ses grands-parents, qui lui servaient jusque-là de repères et de références sécurisantes. Depuis toute petite, Danièle se trouve régulièrement mise de manière brusque dans des situations nouvelles, inattendues, surprenantes et angoissantes qu'elle a du mal à comprendre, donc à amortir et à gérer. Cela constitue un thème récurrent dans son existence : « Je n'ai pas compris ce qui m'arrivait », répète-t-elle souvent, comme un refrain, qu'il s'agisse de son enfance chez ses grands-parents, de ses difficultés au travail ou de la découverte de l'infidélité conjugale...

Bref, Danièle « débarque » à 9 ans dans un nouveau foyer, depuis toujours le sien mais dont elle était exclue jusque-là sans savoir pourquoi. Elle se sent étrangère, pas chez elle. Elle ne trouve aucune réponse aux questions qu'elle a fortement envie de formuler mais qu'elle ne s'autorise pas à poser, ne s'en donnant pas le droit. Néanmoins, elle s'habitue peu à peu à sa nouvelle demeure, sans véritablement s'intégrer, continuant de se sentir à part, sans vraie place. En tant que fille aînée, elle s'occupe des corvées ménagères et, pendant des années, « comme une maman », de son petit frère François, de huit ans plus jeune qu'elle, considéré par sa mère comme malade et fragile. Danièle dit n'avoir jamais vraiment « compris » quelle était la maladie de son frère. Peut-être était-il simplement surprotégé ?

« Non seulement ma mère était froide et ne s'occupait pas de moi, mais en plus elle me faisait travailler comme une bonne dès que je rentrais de l'école, avant même que je puisse finir mes devoirs. J'avais la vague impression qu'elle m'en voulait, qu'elle cherchait à me punir comme si j'avais commis une faute, une bêtise que je ne connaissais pas. Alors je faisais tout ce qu'elle me demandait sans rechigner. J'avais une telle envie de lui faire plaisir pour être aimée par elle que, sans attendre qu'elle les exprime, j'exécutais ce que je croyais être ses souhaits. Je cherchais à devenir à ses yeux une fille parfaite. Je voulais à tout prix qu'elle m'aime. Il m'est arrivé, en raison de mon excès de zèle, de commettre plus d'une bêtise. Du coup j'étais critiquée au lieu d'être complimentée. Je dois reconnaître malgré tout que ma mère ne m'a jamais frappée. Je menais matériellement la même vie que mes frères et sœurs. J'étais nourrie et habillée comme eux. Non, je n'ai jamais manqué de rien. La seule différence, invisible celle-ci, c'est que ma mère aimait ses quatre autres enfants et pas moi. Je ne "comprenais" pas pourquoi puisque mes frères et sœurs travaillaient moins bien à l'école et étaient souvent moins sages que moi.

« Un jour, en revenant de l'école, j'ai vu mon père se précipiter vers moi. Il avait l'air énervé, furieux, agité. J'avais horriblement peur. J'étais convaincue qu'il allait me frapper, me punir de je ne sais quelle grave bêtise. Je tremblais d'autant plus que je ne m'y attendais pas. Papa, il est vrai, était plutôt distant avec moi, mais il ne m'avait jamais maltraitée, il n'avait jamais été méchant ou désagréable. Dans l'ensemble il se montrait même plus chaleureux que ma mère. Il lui arrivait parfois de m'embrasser sur la joue ou de me caresser les cheveux, mais il le faisait furtivement, quand ma mère s'absentait un moment, comme s'il avait peur ou que ce fût un geste défendu.

« Ce jour-là, lorsque mon père est arrivé près de moi, il s'est soudain arrêté et a baissé les bras. J'ai réalisé alors qu'il n'avait pas l'intention de me frapper. Mais maintenant, avec le recul, je crois que j'aurais préféré qu'il me batte, même très fort, même sans aucune raison, au lieu de me dire ce qu'il m'a dit. Ses mots m'ont fait plus de mal que des coups de poing, que s'il m'avait fracturé les deux bras. Les blessures du corps finissent toutes par cicatriser un jour, avec le temps, mais celles du cœur, c'est une autre histoire. Voilà, il m'a dit : "Ta mère est une putain et toi, tu n'es pas ma fille !"

« Ces paroles ont été horribles pour moi. Je n'ai pas pu réagir sur le moment. J'étais comme paralysée. J'ai couru dans ma chambre, celle que je partageais avec mon frère François, que maman disait fragile. Il faisait sa sieste. Je me suis mise à pleurer, sans bruit, en faisant très attention pour ne pas le réveiller. Après je n'ai plus rien dit, rien demandé à personne. Je n'osais plus parler. Néanmoins, un peu plus tard, mon "père" m'a expliqué, calmement cette fois, qu'il m'avait dit la vérité, à savoir que je n'étais pas sa fille, que ma mère m'avait conçue quand elle était célibataire, avec un autre homme dont elle n'avait jamais voulu dévoiler l'identité. Mon "père" n'a pas su ou pas voulu m'en dire davantage. Je n'ai jamais pu, non plus, parler de cela avec ma mère. Encore maintenant, des années plus tard, je n'ose pas. Je ne veux pas lui faire de la peine, la rendre malheureuse, lui gâcher le peu de jours qui lui restent à vivre. Je ne veux pas la faire souffrir en lui faisant remonter son passé et ses mauvais souvenirs à la surface. Ma pauvre maman est vieille maintenant. Elle a des ennuis de santé qui la rendent fatiguée et dépendante. Elle a besoin de moi. Je m'occupe d'elle comme d'une enfant. Je lui fais ses courses, son ménage, sa cuisine et même ses soins. Et puis maintenant je la trouve plus proche, plus gentille, plus chaleureuse avec moi, surtout depuis que je ne vais pas moralement bien. Elle ne me parle pas beaucoup, mais je sens qu'elle est contente de moi. On dirait qu'elle regrette ce qui s'est passé. On se parle peu, mais beaucoup avec le regard. »

Danièle se marie à l'âge de 20 ans, pratiquement avec le premier homme qui se présente, par amour dit-elle, mais aussi par un sentiment d'urgence de quitter ses parents et de fonder une vraie famille.

« Je ne voulais pas que mes enfants vivent ce que j'avais subi, moi. Je ne supportais pas de secrets honteux, de cachotteries, d'ombres chez moi. Je tenais à ce que mes enfants aient un vrai père, pas comme le mien. »

Les premiers temps du mariage se passent bien. Pas si bien que cela en fait, mais Danièle a appris à ne pas se plaindre. Encore une fois, elle ne se l'autorise pas. Se plaindre exige un minimum de confiance en soi, la conscience de la légitimité de ses douleurs, frustrations et besoins. Avec son mari tout va bien, sauf qu'il souffre de périodes d'impuissance. Il ne parvient pas, ou alors rarement, à une érection satisfaisante et durable. Et lorsque c'est le cas, l'éjaculation est pratiquement immédiate.

Mais Danièle n'en veut pas à son mari. D'un côté elle espère que cela va s'arranger avec le temps, et de l'autre la sexualité ne constitue pas pour elle un domaine privilégié, étant davantage sensible à la tendresse et aux câlins. Finalement, Danièle est récompensée de son attente puisque, environ deux ans plus tard, son mari redevient « normal », capable de satisfaire les besoins libidinaux, il est vrai extrêmement frugaux, de sa femme, qui n'a rien d'une nymphomane.

Progressivement, Danièle se sent envahir par le désir d'avoir un enfant. Son mari refuse d'abord mais finit par céder à force d'insistance. Danièle interrompt sa contraception et adresse des prières à la Transcendance – car elle a toujours été très croyante, bien que peu pratiquante.

Plus de deux ans passent sans qu'aucun heureux événement pointe à l'horizon. Le couple se résout alors à consulter des médecins, à pratiquer toutes sortes de tests et d'examens. Six mois plus tard, le verdict tombe, comme un couperet, sans appel : Éric est stérile et, par-dessus le marché, sa stérilité est incurable.

Avec cette information, je comprends mieux l'attitude de cet homme, ses infidélités conjugales, sa passion pour le sport, son besoin continuel d'agir, de bouger, d'être sans arrêt en mouvement. Au fond, l'hyperactivité, l'excitation, la fébrilité, l'exaltation et l'agitation constituent des façons de se défendre contre ses angoisses de mort en les contrebalançant. Elles sont destinées à remplir un vide intérieur, à apaiser une crainte de voir sa vie abrégée, interrompue de manière précoce. Danièle a intuitivement saisi cette appréhension en disant que son mari vit à 100 à l'heure, comme si son existence allait s'arrêter bientôt. Éric cherche donc à fuir la mort qui le mine de l'intérieur en courant, en vivant trop, intensément, pour se convaincre qu'il est vivant. Ignorant l'histoire de cet homme, je ne saurais dire si sa stérilité constitue la cause ou plutôt la conséquence de son étrange statut de fugitif, de clandestin, poursuivi par l'ange de la mort. En tout cas, le sperme d'un homme ne peut devenir fécond et fécondant que si, quelque part, l'inscription du sujet mâle dans le livre de la vie se voit approuvée par l'inconscient.

Je me demande s'il n'existe pas dans ce couple une sorte de *balancement dépressif*. Danièle ne porte-t-elle pas, en plus de la sienne, la dépression d'Éric ? Il existe en effet des couples où l'un ne peut aller bien que si l'autre va mal. Ce balancement se traduit parfois sur le plan sexuel : la frigidité de la femme permet au mari de se rassurer quant à sa virilité. En revanche, si la femme s'éveille au désir, celui du mari s'éteint. Il s'agit d'une impossibilité foncière d'être heureux ensemble au même moment.

Danièle n'a naturellement pas apprécié la nouvelle de la stérilité d'Éric. Mais, curieusement, cette épreuve ne l'a pas déprimée outre mesure. « Je ne voulais pas me laisser abattre », dit-elle. Du coup, elle s'est résolue, faute de mieux, à se consacrer davantage à son travail, à son mari et à son ménage. Elle dit n'avoir jamais songé à divorcer, à reconstruire sa vie avec un autre homme pour concrétiser son désir de maternité.

En réalité, Danièle s'est toujours occupée des autres, jamais d'elle-même. Elle n'y a pas été habituée. Pourquoi ? Certainement parce que, depuis sa tendre enfance, personne ne s'est occupé d'elle. Elle n'a pas été suffisamment maternée. Abandonnée précocement par sa mère, elle a vécu chez ses grands-parents à la campagne. Étrangement, c'est Danièle qui s'est vue contrainte de s'occuper de cette grand-mère maternelle, qui l'a soignée comme une mère durant des années, même après avoir été « récupérée » par sa propre mère. Ensuite, elle a dû s'occuper, encore comme une mère, de son petit frère, qualifié de chétif. Plus tard, elle a continué à materner son mari, et actuellement c'est au tour de sa propre mère. Elle a toujours tout accepté, tout donné d'elle sans que nul satisfasse son propre besoin légitime d'être elle aussi maternée, soignée, aimée, enveloppée, portée, câlinée, chérie, écoutée. Elle n'a pas été habituée à recevoir, mais constamment à donner, et surtout à se donner. Dans ces circonstances, Danièle n'a jamais réussi à assumer son identité de femme, puisqu'elle n'a pas été reconnue dans son enfance en tant que petite fille. Elle a été propulsée « mère » avant l'âge. Sa vie de petite fille, avec tout ce que cette période exige de légèreté et d'insouciance, lui a été volée, extorquée. Il lui a fallu assumer très tôt des responsabilités pour lesquelles elle n'était psychologiquement nullement préparée.

Ma pratique clinique me démontre régulièrement que ceux ou celles qui ont manqué de soins, de chaleur et d'affection maternelle dans leur enfance développent inconsciemment en eux à l'âge « adulte », par compensation, un aspect soignant, thérapeute, maternel, maternant. Ils s'érigent en mère, la mère qui leur a fait défaut, qu'ils n'ont pas eue, pour combler ce manque fondamental, cette carence originelle. Ils deviennent du coup, dans une inversion de fonction et de génération, enfants thérapeutes, parents du parent qu'ils n'ont pas eu.

Toute l'existence ultérieure de Danièle sera, par conséquent, conditionnée, déterminée par cette absence maternelle première. Sa non-inscription dans la lignée des filles entraîne, *ipso facto*, sa non-accession dans l'ordre, la catégorie des mères. Une femme ne peut devenir mère que si elle a été enfant et fille auparavant. Comment Danièle pourra-t-elle devenir une femme, s'aimer dans son corps, s'occuper d'elle-même, se donner le droit de porter et de mettre au monde des enfants si elle n'a pas d'abord vécu, en son lieu et en son temps, une identité de petite fille couvée par une mère aimante ?

La féminité est un phénomène compliqué/complexe. Une femme authentique, complète, est toujours un être pluriel, à l'image d'un *diamant à multiples facettes* : fille, sœur, femme-amante et mère. Toutes ces figures, toutes ces émanations de la même identité entretiennent entre elles des relations intimes et profondes. Comme des plantes, elles ont besoin d'être nourries par la libido, l'énergie psychique. Danièle n'a malheureusement pu arroser, désaltérer aucune de ces plantes, aucune des facettes de ce diamant, dans la mesure où, au début de sa vie, elle n'a pas eu la chance d'exister comme enfant dans le cœur et le désir de ses parents. Psychologiquement et physiquement abandonnée par sa mère, elle s'est vu refuser, tout au long de son évolution, l'accès à tous les domaines, plans et registres de sa féminité. Elle n'a donc pu se poser ni en fillette face à ses parents, ni en petite-fille face à sa grand-mère, ni en sœur face à son frère, ni en femme amante face à son époux, ni en mère donneuse de vie face aux enfants qu'elle n'a pas eus. Elle s'est toujours comportée en tant que mère de tout le monde, sauf d'elle-même. Être mère avant l'âge, trop et trop tôt, de façon cancéreuse, l'a empêchée d'être une simple mère en temps voulu. Le sens de sa tentative de suicide ainsi que celui de sa dépression se situent donc au niveau de cet échec identitaire, de ce vide, de ce non-accomplissement de sa féminité à travers ses divers visages et moments. Voilà pourquoi elle souffre si intensément du fait que son mari ne s'occupe pas d'elle, qu'il « ne fasse rien » avec elle, « tous les deux, ensemble » !

Est-ce là une allusion inconsciente à l'enfant qu'ils ne peuvent créer conjointement ? Que font en vérité un homme et une femme « ensemble » d'abord, et avant tout, par-delà les agissements apparents, sinon unir leurs corps et leurs cœurs pour donner chair à un autre, pour lui transmettre la vie en semence ? Chaque fois que deux êtres se lient dans un acte d'amour, ils miment l'acte de procréation, le plaisir tient lieu de leurre, d'appât ou de récompense.

Danièle souffre d'autant plus du manque de dialogue, de discussion et d'échanges avec son mari que personne n'a jamais entretenu avec elle, depuis sa naissance, aucune relation verbale. Nul ne lui a parlé, expliqué quoi que ce soit, nul n'a répondu à ses questions, que certes elle ne formulait pas, ne s'en donnant pas le droit.

Le mari pourrait-il combler ce déficit de lien verbal, oral, dont toutes les femmes sont friandes mais qui renvoie avant tout à une pénurie de paroles maternelles tissées de mots, de comptines, de baisers et de chants ? Tout enfant baigne dès sa conception dans un bain de langage, sons sonores ou pensées muettes de sa mère, langage d'autant plus parlant qu'il est silencieux. Toute femme demande inconsciemment à son mari/amant d'incarner la mère idéale qui lui a manqué auparavant.

Quant aux vexations que Danièle a subies au travail et la dispute autour du sapin de Noël, on peut se demander pourquoi elles l'ont à tel point déstabilisée, perturbée. Ces deux événements, au-delà de leur aspect réel, certes désagréable, ont été à mon sens considérablement dramatisés. Ils ont tous les deux un sens inconscient et renvoient Danièle à la douleur de l'impossible enfantement. Le chef devenant père et la petite sœur Hélène mère de l'enfant dont Danièle est marraine ont placé ma patiente face à son manque. Ils lui ont fait ressentir sans le vouloir l'impossibilité pour elle de faire couple avec un homme/père en se situant en tant que mère, porteuse d'enfant.

Une fois de plus, le sens et l'origine de cette dépression se situent dans un Ailleurs et Avant. La dépression pourrait être comparée à un miroir qui reflète ou réfléchit les souffrances de l'enfant intérieur coupable, enracinées dans son enfance. Aucune réalité n'existe sur, dans ou derrière le miroir ; celui-ci ne fait que révéler l'existence de l'enfant intérieur coupable, bien qu'innocent du point de vue de la logique consciente. C'est la raison pour laquelle le Moi du déprimé investira à l'âge adulte une grande partie de sa libido dans l'espoir de juguler ou au moins de circonscrire cette culpabilité, dans l'expiation ainsi que dans la quête de l'innocence. Chez Danièle, l'expiation se traduit par sa tentative de se donner la mort, par sa passivité complice qui la conduit à s'exposer en bouc émissaire, ainsi que par son habitude de laisser le Moi en jachère, délibidinalisé. La quête de l'innocence se manifeste par son acharnement à vouloir s'occuper de tout le monde, en s'érigeant en thérapeute universelle.

D'un côté, Danièle se punit, convaincue d'être fautive, mauvaise et haïssable. Mais, de l'autre, elle s'évertue à démentir ou à nier cette mauvaiseté imaginaire en se présentant comme un être bon, gentil, altruiste, bienfaisant, serviable, parfait. Malheureusement, aucun de ces deux procédés défensifs n'atteint son but, à savoir rasséréner et sécuriser le Moi. Celui-ci ne peut retrouver la paix que si le sujet prend conscience du fait que l'origine et le sens de sa dépression actuelle ne se situent point dans les traumatismes qu'il vient de subir ici et maintenant, mais bel et bien dans les souffrances héritées et accumulées par l'enfant intérieur coupable, jusque-là contraint au silence.

La victoire de l'Éros

Dans cette perspective, la tentative de suicide impulsive de Danièle ne renvoie nullement à une volonté sérieuse et profonde de mourir ; elle traduit plutôt son souhait de s'extraire, de se débarrasser, de se déposséder, de s'émanciper de cette petite fille en détresse en raison d'une grande et forte culpabilité. Autrement dit, en essayant de se tuer, Danièle veut se défaire de sa culpabilité ; elle cherche inconsciemment à *mettre à mort l'autre en soi,* son autre Moi, sa part étrangère, l'enfant intérieur coupable. Comme si l'adulte, se croyant possédé, tentait en quelque sorte de se faire exorciser par le rituel pénitentiel de la mort dans l'espoir d'évacuer l'esprit diabolique, malsain qui le capture et l'accapare.

Je suis convaincu que l'être humain, bien que constamment attaqué et défié par le Thanatos, n'a profondément aucune envie de mourir ni de se tuer. Il désire vivre à tout prix. C'est toujours l'Éros, l'instinct de vie et de survie, l'*amour de la vie* en un mot, qui sort victorieux.

D'ailleurs, il ne s'agit là nullement d'un désir exclusif, réservé au genre humain. Tout ce qui est vivant cherche à le rester en fuyant l'obscurité froide ainsi que l'inertie crispée et étriquée de la mort, afin de s'orienter vers la lumière de la vie, le bruit et le mouvement. Prenez une noix. Frappez-la avec une pierre pour la casser : elle se sauvera. Même la noix cherche à fuir la mort. Essayez un jour, en vous promenant dans la forêt, d'arracher une branche d'un arbre ; elle résistera de toutes ses forces en se redressant. Elle ne se laissera pas facilement détacher du tronc. Elle aussi « craint » la mort et « désire » continuer à rester vivante. Ne vous est-il jamais arrivé, au cours d'une chaude nuit estivale, d'être réveillé par une horde de moustiques ? Êtes-vous facilement parvenu à écraser ces petites bêtes, tandis que vous couriez dans tous les sens, votre tapette à la main ? Assurément pas ! Vous y avez certainement consacré de longues minutes, peut-être même toute une nuit noire, devenue blanche. Même le plus petit moustique se défend lorsqu'il « se sent » agressé, lorsqu'il « se sent » en danger de mort. Il s'obstine de façon instinctive à rester en vie, alors qu'il est peut-être, mais nous n'en saurons jamais rien, dépourvu de tout désir et de toute conscience.

Aucune mouche, aucun chat, aucun chien, aucun rat des champs ne vous tendra jamais complaisamment, passivement, son gosier pour que vous l'égorgiez. Tous se défendront, s'opposeront, se débattront de toutes leurs forces, « bec et ongles », pour rester vivants. Il paraît que lorsqu'on transporte les animaux de boucherie à l'abattoir, ils sont capables de sentir l'odeur de la mort à des dizaines de mètres de distance. Terrorisés à l'« idée » de la mort, ils s'agitent dans tous les sens, vomissent, défèquent, laissant échapper de leur gosier meurtri des gémissements déchirants. Certains porcs – il semble que ce soient les bêtes les plus proches du genre humain –, épouvantés, succombent d'infarctus à l'approche de l'abattoir. J'ai entendu dire également que les arboriculteurs, dans le dessein d'augmenter leur productivité, pratiquent parfois sur le tronc des cerisiers des incisions, à l'aide d'une petite tronçonneuse. Ainsi confronté au risque de la mort, le cerisier « réagit », se ressaisit et redouble de vivacité en donnant davantage de fruits.

Le désir de mort n'existe chez aucun être vivant, humain, animal, végétal, muet ou parlant, conscient ou inconscient. Si l'homme se donne quelquefois la mort, contrairement aux plantes et aux animaux chez qui le suicide n'existe pas, c'est afin d'échapper à une tension et à une souffrance qui lui paraissent insupportables. Celles-ci proviennent de l'enfant intérieur coupable qui le tourmente. Il ne cherche pas alors à se tuer mais à se sacrifier, sous l'injonction de l'enfant intérieur coupable, afin d'expier une faute imaginaire impardonnable. Cette culpabilité sera d'ailleurs d'autant plus intense que l'enfant aura été victime ou témoin de maltraitance.

La culpabilité est toujours du côté de la victime innocente !

L'une des questions que l'on se pose souvent à propos du suicide concerne l'idée de courage ou de lâcheté. Le suicide est-il un acte d'audace et de bravoure ou, au contraire, un geste de faiblesse morale et psychologique ? Il s'agit en réalité d'une fausse question, en tout cas très mal formulée et qu'il est donc impossible de trancher. Le courage et la lâcheté ne peuvent qualifier qu'une action consciente, librement réfléchie, décidée et accomplie. Cette démarche nécessite au préalable une appréciation lucide de la situation, une réflexion, un choix, ainsi qu'une connaissance des conséquences que l'action projetée serait susceptible d'entraîner.

Totalement à l'opposé de ce tableau, le déprimé n'est pas un être libre. Il a perdu en grande partie sa capacité de jugement et sa lucidité. Il ne peut réfléchir aux retombées de son geste ni les analyser. C'est la dépression qui le fait agir, son Moi, sa volonté, son libre arbitre étant étouffés, assombris, court-circuités, « hors service ». Il est dominé par la maladie. Il n'est donc pas lui-même, dans son état normal, habituel. De même, on ne saurait dire qu'assassiner une personne, cambrioler une banque, violer une femme sont des actes lâches ou courageux dans la mesure où, comme le déprimé, le délinquant, loin de jouir de ses facultés de discernement, se trouve possédé par une force étrange et étrangère dont il n'a nulle conscience et qu'il ne peut maîtriser.

La tentative de suicide constitue donc un cri de désespoir et de souffrance. Il ne faut pas l'analyser par référence à des jugements moraux, des concepts tels que le bien ou le mal, la bravoure ou la faiblesse. Le déprimé cherche à mettre fin à ses jours parce qu'il a perdu son libre arbitre, son énergie vitale, sa conscience et l'amour de soi. Seul est libre celui qui a en-vie de vivre, qui est traversé par le désir et l'amour.

Toute tentative de suicide, que l'on pourrait aussi appeler *meurtre de soi*, est une tentative de mettre à mort, de façon crue, non symbolique, quelque chose, quelqu'un en soi, une phase de sa vie, une certaine image de soi. Malheureusement, en raison de la confusion, de la superposition entre l'adulte et l'enfant intérieur coupable, le premier se tue en même temps et dans le même mouvement qu'il cherche à se débarrasser du second. Ce n'est pas vraiment la mort qui est recherchée, mais la paix, la non-souffrance, le non-conflit. C'est toujours l'enfant intérieur coupable, victime de la culpabilité de l'innocent, qui pousse l'adulte au meurtre de soi, dans un but exclusivement expiatoire.

La psychothérapie, grâce à la verbalisation et à la prise de conscience, aide à distinguer l'adulte de l'enfant intérieur innocent qui se croit coupable, et à sauver le premier de la confusion. Seule cette différenciation permet d'empêcher le meurtre réel de soi par la mise à mort symbolique, c'est-à-dire dans la parole, de l'enfant intérieur coupable ; grâce à elle, le candidat au suicide peut faire l'économie du passage à l'acte.

Seule la découverte du sens peut empêcher l'effusion de sang. Toute thérapie s'apparente ainsi à une forme d'exorcisme. Elle consiste, en dernière analyse, à conjurer le *démon en soi*, à neutraliser le génie malin qui sommeille, sans sommeiller, en chacun. N'étant nullement superstitieux, c'est-à-dire n'adhérant en aucune façon aux croyances relatives à des influences surnaturelles occultes, j'entends par « démon » l'enfant intérieur coupable qui intoxique, perturbe et envahit le Moi de l'adulte, lui faisant perdre toute sa liberté de désir, de choix et d'action. Dans cette optique, bien que la psychanalyse et l'occultisme n'aient aucune parenté conceptuelle, ils entretiennent en fin de compte une forme de contiguïté et de convergence. La psychothérapie et l'exorcisme, par-delà leur dissemblance idéologique, langagière et rituelle, cherchent à libérer le Moi de l'adulte de l'emprise inconsciente du démon qu'est l'enfant intérieur coupable. L'une comme l'autre s'évertuent à restituer au Moi une marge de manœuvre, un minimum de liberté d'action et de désir.

La vie de Danièle illustre encore une fois le drame de la culpabilité de l'innocente. Le premier sédiment de cette culpabilité chez ma patiente est de l'ordre de l'héritage. Danièle est née en 1959 d'une mère célibataire et de plus mineure – elle avait à peine 18 ans lors de sa grossesse, alors qu'à l'époque la majorité légale n'était acquise qu'à 21 ans. Évidemment, de nos jours, un tel phénomène est devenu on ne peut plus banal et ne suscite pratiquement, au moins en apparence, ni agressivité, ni honte, ni humiliation, ni scandale. Mais, au sein du contexte culturel des années 50, avec ses mœurs et sa morale par certains côtés rigides et puritaines, « tomber » enceinte pour une fille mineure constituait une chute, un véritable drame, en même temps personnel et familial.

La « fille-mère » se voyait qualifiée de « fille facile », de dépravée, d'anormale, de vicieuse, de putain, aussi bien par la société que par son entourage. Elle provoquait chez ses parents des sentiments de honte, d'échec, de culpabilité aussi, de douleur et même parfois de violence. Elle se voyait souvent contrainte de procéder à un avortement clandestin en ayant recours aux services de « faiseuses d'anges », ce qui mettait fortement sa vie en danger. Autrement, cc qui n'était guère préférable, elle se sentait acculée au suicide physique ou parfois psychologique en s'excluant d'elle-même, comme si elle était une pestiférée, du giron familial.

Dans les situations les moins dramatiques, la jeune fille se résolvait – mais avait-elle véritablement le choix ? – à conserver son bébé illégitime en se mariant avec le premier venu. Celui-ci était souvent un veuf ou un vieux garçon, bien plus âgé qu'elle, pour qui, sans éprouver de l'amour, elle se devait de ressentir de la reconnaissance. Une fois l'enfant né, lorsqu'il n'était pas mis à mort ou jeté à la poubelle, il était déposé sur le parvis de l'église, à l'aube, dans la neige et le froid glacial, ou confié à la DDASS. Dans les cas les plus heureux, enfin, il était maintenu dans sa famille, élevé souvent par les grands-parents ou par les beaux-pères plus ou moins rejetants, en fonction de l'amour qu'ils éprouvaient à l'endroit de leur épouse coupable. De toute façon, le destin de la jeune fille-mère était brisé, hypothéqué, interrompu ou alourdi par le poids de sa « faute », de sa « bêtise », de son insouciance adolescente.

Dans ce contexte, l'enfant-accident, illégitime, c'est-à-dire non légitimé dans le désir parental, non souhaité, non attendu, non béni, se trouvait psychologiquement rejeté, négligé, abandonné, maudit, haï, maltraité, tout en étant parfaitement innocent. Il souffrait beaucoup de cette atmosphère de froideur et de discrimination, d'autant plus que rien ne lui avait été dit, expliqué clairement. Une souffrance dont on ne peut parler et dont on ne comprend pas l'origine ni le sens devient, de ce fait même, paralysante.

La *culpabilité héréditaire* signifie que l'enfant, en tant

que bouc émissaire ou victime innocente, est appelé à endosser des fautes qu'il n'a pas commises, à payer pour des pots qu'il n'a pas cassés. Il porte ainsi le fardeau des « bêtises » de jeunesse de sa mère. À cette culpabilité s'en ajoute une autre liée au fait d'avoir empêché la mère de s'épanouir, d'exercer le métier dont elle avait rêvé (peut-être aurait-elle voulu devenir assistante sociale ou infirmière) et d'épouser le prince charmant qu'à l'image de toutes les adolescentes elle fantasmait. Tout se passe comme si l'enfant-accident avait rendu sa mère invalide, handicapée à vie, la contraignant de se contenter désormais d'une vie au rabais. L'enfant pour qui la mère s'est sacrifiée est désigné comme responsable de ce qu'elle n'a pu devenir, c'est-à-dire de son échec sentimental et existentiel.

Danièle a introjecté, comme une éponge, un aspirateur ou un buvard, une culpabilité qui n'était pas la sienne propre. D'ailleurs, celle-ci s'est avérée d'autant plus massive et destructrice qu'elle reposait sur le secret de sa naissance et de sa filiation comme une chape de ciment. De qui était-elle la fille ? Peut-être était-elle née d'une liaison incestueuse et que son père et son grand-père ne faisaient qu'un. Ou alors était-elle le fruit d'un viol, d'un amour de passage, d'une aventure du samedi soir, dans un bal, sans lendemain ?

Danièle ignore tout de son origine et, de plus, elle dit ne rien vouloir en savoir. Elle craint un bouleversement sismique dont elle ne se remettrait point. Mais si le secret se trouve à tel point cadenassé, verrouillant les bouches et les langues, c'est qu'il s'agit probablement d'un arcane, d'une cabale honteuse et inavouable. Cette culpabilité originelle a créé dans l'identité embryonnaire de Danièle des interstices, des trous, des failles, des fentes où sont venues se nicher plus tard toutes les autres culpabilités existentielles : l'abandon précoce par sa mère, neuf années d'exil et de consigne chez les grands-parents, son petit frère François dont elle s'occupait comme une mère, la stérilité de son mari, la découverte traumatisante que celui qu'elle prenait pour son père n'était pas le sien...

Cette série de culpabilités a engendré chez elle le besoin masochiste inconscient d'expier et de s'autopunir, allant jusqu'à la volonté de mettre fin à ses jours. Je pense que cette tentative de suicide constituait un appel au secours, un cri de détresse destiné à briser un cercle vicieux, et ne traduisait nullement un profond désir de mourir. Plus Danièle se sentait offensée, humiliée, rejetée, et plus la souffrance subie réveillait et alimentait la culpabilité. Celle-ci, à son tour, excitait son besoin masochiste d'autoflagellation. D'où la mise à distance, voire l'extinction chez elle de toute agressivité, de toute velléité de révolte, de toute capacité d'autodéfense. Dès qu'elle subissait une offense dans sa vie privée ou professionnelle, elle baissait sa tête, comme si elle l'avait méritée. Cela peut se comprendre dans la mesure où elle était convaincue depuis son enfance d'être mauvaise, une mauvaise fille, une mauvaise femme, une mauvaise amante, une mauvaise secrétaire et une mauvaise mère aussi puisque sans enfant.

Enfin, la dépression de Danièle nous amène à découvrir un autre phénomène, relatif à l'existence en elle comme chez beaucoup de déprimés d'un vide interne, psychologique.

Tout être humain, porté par la vie, ressent en lui l'intense besoin de se réaliser, de donner un sens à son existence, de se créer en créant, de s'accomplir, de s'épanouir, afin de se sentir vivant. Cette réalisation de soi, jamais totalement achevée, toujours en devenir, advient lorsque la personne prend conscience de cinq grandes catégories de désirs et de besoins :

1 – *Corporels.* Aimer son corps, le nourrir, le protéger, l'entretenir, en prendre soin, en se comportant à son égard comme une bonne mère le ferait avec son bébé.

2 – *Amoureux et sexuels.* Vivre une relation amoureuse et sexuelle, devenir père ou mère en accomplissant un destin psychobiologique, en fondant une famille, en transmettant à son tour à sa progéniture la vie et l'amour qu'on a reçus.

3 – *Relationnels.* Cultiver des liens d'amitié et de solidarité avec autrui afin que le couple ou la famille ne se transforme pas en un cocon, en une prison, sans aération vers le monde humain extérieur, sans libre circulation.

4 – *Sociaux.* Travailler, gagner de l'argent, s'engager dans la réalité, s'intégrer à la société, participer comme citoyen à la marche et à la gestion de la cité. Cette attitude ne doit pas être confondue avec le conformisme dans la mesure où chacun devra conserver en lui la capacité de remettre en cause l'ordre établi, de contester, de militer, de se révolter, de dire non aux dysfonctionnements et aux injustices.

5 – *Culturels et spirituels.* Partager les valeurs, les idéaux, les croyances, qu'ils soient d'ordre religieux ou spirituel. Il est important de s'inscrire dans le bouil-

lon culturel, de cultiver en soi le sens du beau, dans quelque domaine que ce soit, la nature, l'art, la musique...

De toute évidence, non seulement ces cinq séries de besoins et de désirs ne sont pas contradictoires, mais elles sont même solidaires et complémentaires. Toutes les *plantes du jardin intérieur* doivent être conjointement et également arrosées, libidinalisées, étant toutes légitimes. Aucune n'est supérieure ou plus noble, ni inférieure ou plus triviale qu'une autre. La reconnaissance et la satisfaction de toutes ces aspirations s'avèrent indispensables à notre épanouissement et à notre équilibre psychologique. C'est bien le mélange entre ces cinq ingrédients variés qui procure ce sentiment singulier et ineffable d'être vivant, d'habiter son corps, d'occuper sa place et d'être soi vraiment.

Le déséquilibre se produit lorsqu'une de ces dimensions se voit désinvestie, négligée, tenue pour morte, sacrifiée. À l'inverse, la tourmente se crée lorsqu'une de ces aspirations est exagérément valorisée, surinvestie au détriment des autres (le culte du corps, la sexualité glorifiée, le conformisme moutonnier, le mysticisme...).

Toute identité est, par conséquent, plurielle. Elle est comme un diamant à multiples facettes. Une personne saine, équilibrée, « bien dans sa peau », est précisément celle qui nourrit et entretient tous ces faciès, ces parties d'elle-même. Évidemment, il n'est pas obligatoire de répartir son énergie psychique d'une manière absolument homogène, égalitaire entre ces cinq aspects. Quelle balance serait en mesure de vérifier que l'on alloue bien 20 % à chacun ?

Chaque individu, en fonction de sa personnalité

propre, de l'éducation qu'il a reçue et des normes de la société dans laquelle il vit, est appelé, à son insu, à privilégier davantage un ou deux aspects. Heureusement d'ailleurs, dans la mesure où cela permet l'hétérogénéité, la différence entre les êtres par le biais de la différence des centres d'intérêt et des motivations. L'essentiel est d'être vigilant afin de ne pas sacrifier les autres aspirations. Il n'est par exemple pas interdit à une personne d'investir plus de libido dans l'art, la spiritualité, la politique, la philosophie... Mais à condition qu'elle n'oublie jamais qu'elle a aussi un corps, en chair et en os, qu'il faut nourrir, vêtir, soigner, choyer, chérir, et qu'elle est en même temps insérée dans une réalité sociale et économique dont elle ne peut complètement s'extraire, qu'elle ne peut dédaigner. « Il n'est possible d'avoir sa tête dans le ciel que si l'on garde ses pieds sur terre », est-il écrit dans le Talmud.

Il en va de même en ce qui concerne le fonctionnement d'une société. Son équilibre est également tributaire de la façon dont elle reconnaît et nourrit les « cinq doigts de la main ». Cela signifie que l'exagération, l'excès, la dictature de l'un au mépris des autres risquera fort de rendre cette société malsaine et moribonde. Aucune civilisation ne pourrait se baser exclusivement sur le culte du corps et de la réalité, sur la production, la consommation et le rendement en méprisant et en refoulant les autres valeurs, qu'elles soient morales, religieuses, humanistes ou utopistes, toutes fondamentalement légitimes et bienfaisantes.

D'une façon générale, tout pan de vie qui n'a pas été suffisamment pris en compte, nourri et vécu laissera un vide, un blanc, une tombe où la dépression viendra se nidifier et prendre racine. Ensuite, elle croîtra dans l'ombre et le silence jusqu'au jour où elle parviendra à faire vaciller le système tout entier sur ses fondations.

C'est d'ailleurs le sens étymologique littéral et premier du mot « dépression ». Ce terme désigne en latin un enfoncement, un creux dans la surface. D'où son utilisation en météorologie, où il désigne une force de basse tension s'opposant à l'anticyclone. On l'emploie en économie également ; il est alors synonyme de « récession », d'une crise caractérisée par le fléchissement de la consommation et la chute des cours. Beaucoup de déprimés formulent des expressions telles que : « Je me sens vide », ou : « J'ai un vide en moi. » Ce sentiment pénible renvoie à la prise de conscience de n'avoir pas pu vivre certains moments ou aspects de la vie, de n'avoir pas assouvi certains désirs, pris certains plaisirs, ou d'avoir manqué des rendez-vous importants. La dépression reflète donc ce creux, ce vide intérieur, c'est-à-dire tout ce qui, dans l'existence, n'a pas eu lieu, n'a pas été réalisé, vécu, tout ce qui est resté inachevé, a été sauté, avorté, non ressenti, non accompli. Ce « tout » renvoie symboliquement à quelque chose de mort, de dévitalisé, de non libidinalisé dans le psychisme du déprimé.

En disant cela, je pense naturellement à Danièle, à son enfance et à son adolescence non vécues, sautées, blanches, et, pis encore, à sa maternité forclose, néante, à sa matrice vide, inféconde, vacante. Tout se passe comme si, symboliquement, quelque chose ou quelqu'un était mort en elle, comme si elle portait un mort ou que la mort gisait en elle. Il s'agit là d'une autre signification majeure de la dépression, avec son symptôme essentiel de dévitalisation, de baisse de l'élan vital se traduisant par l'« envie de rien » (en-vie de rien). Le déprimé porte toujours en lui un cadavre renvoyant à ce qu'il n'a pas vécu, à des pans de son psychisme qui ont été empêchés de se développer. Il existe par conséquent des failles, des trous dans son identité lui interdisant d'occuper sa place légitime dans l'ordre des sexes et des générations.

Pour Danièle, les quelques mois de psychothérapie ont été très bénéfiques. Ils ont considérablement diminué sa souffrance morale, en lui ôtant déjà ses « idées noires ». Le travail accompli lui a permis d'opérer des connexions entre sa vie actuelle et son passé, établissant entre ces deux périodes des similitudes de liens et de sens. Il est certain que la souffrance psychique va s'atténuant lorsqu'elle est travaillée, exprimée dans la parole à quelqu'un, mais aussi et surtout lorsqu'elle est mise en relation avec la souffrance de l'enfant intérieur coupable, Ailleurs et Avant.

Aussi longtemps que le déprimé est convaincu qu'il est mal dans sa peau en raison des traumatismes subis récemment, sa douleur non seulement restera intacte, mais ira en grandissant. En revanche, dès qu'il commencera à se poser la question du sens de ce qu'il subit ici et maintenant en rapport avec la culpabilité de l'enfant intérieur coupable, il pourra accoster les rives de la délivrance. Seul le rétablissement de ces *connexions perdues*, égarées, effacées entre hier et aujourd'hui permettra d'apaiser la souffrance.

Conclusion
Le chêne et le roseau

La femme déprime davantage et plus facilement que l'homme – deux fois plus environ. Mais cette constatation, statistiquement confirmée, est entièrement à son honneur. Elle ne signifie pas qu'elle soit psychologiquement plus faible, plus fragile ou plus défaillante. Bien au contraire ! Dans la mesure où elle jouit d'une plus grande solidité psychique, elle peut se laisser déprimer avec moins de craintes et de défenses. Dans ces conditions, l'acceptation de sa faiblesse la rend paradoxalement plus forte. Elle se permet donc de ressentir et d'exprimer sa dépression avec moins de retenue. Elle en parle, elle s'en plaint, elle en pleure de façon parfois dramatique, bruyante, « hystérique » dirait-on, alors que l'homme déprimé, cherchant à prouver aux autres et à lui-même sa virilité, se contrôle, se cache davantage, s'en défend, l'exprime et s'en plaint moins. Il « prend sur lui », il « ne s'écoute pas », comme on lui a appris à le faire, étouffant ainsi ses émotions qu'il juge de manière négative par crainte, par honte de se voir diminué, pas à la hauteur.

Cette dissimilitude entre les deux sexes renvoie à une double différence de nature et d'éducation.

1 – D'abord, *du point de vue psychologique*, la femme paraît bien plus résistante, plus habituée à l'exercice de la perte et du manque. Grâce à sa souplesse et à son ouverture d'esprit naturelle, elle se montre plus apte à gérer les séparations, à s'adapter aux changements pour les intégrer de façon plus positive. Elle parvient d'autant mieux à amortir les chocs, et donc à les surmonter, que d'emblée elle leur attache de l'importance, quelquefois même en les exagérant. Derrière son apparence de faiblesse et de fébrilité, elle jouit, dans la globalité de son identité, d'une grande vigueur physique et psychologique. Pour preuve, son espérance de vie dépasse en moyenne de dix ans celle de son partenaire masculin.

En revanche, l'homme aurait plutôt tendance à minimiser les choses, à les « dédramatiser », comme il dit, afin de sauvegarder une apparence de force tranquille. Cette attitude défensive, ce blindage émotionnel, camoufle une angoisse ainsi qu'une rigidité psychologique face aux changements, surtout ceux qui n'ont pas été prévus. Pour cette raison, l'homme éprouve bien plus de difficultés à négocier les chocs qui l'atteignent, les obstacles qui surgissent sur son chemin.

La femme, à l'image de son organe sexuel, est tournée préférentiellement vers l'intériorité. Elle est plus attirée par l'audible, la parole, l'émotion, l'intuition, le sentiment, l'être profond. L'homme, à l'image de son organe sexuel, est davantage tourné vers l'extériorité. Il est séduit par le visible, le tangible, le concret, le corps, l'avoir et la puissance, qui lui prouvent qu'il est bien vivant.

La femme fait preuve, par ailleurs, d'une résistance

physique supérieure en étant capable de beaucoup mieux supporter les frustrations : la faim, le froid, le manque de sommeil, la maladie et la douleur en général. Sur le plan psychologique, il a été démontré que les petites filles sont majoritairement en avance sur les petits garçons dans les domaines de l'acquisition du langage et de la propreté sphinctérienne. La femme se montre aussi plus patiente, acceptant avec moins de douleur de surseoir à la réalisation de ses désirs, de les sublimer dans un autre domaine, ou, au pire, d'y renoncer.

Peut-être que la faculté féminine plus grande d'adaptation et de gestion des changements s'explique par le fait que la femme vit plus concrètement que l'homme les transformations de la puberté, la poussée des seins, l'apparition des règles, c'est-à-dire la perte, tous les mois, du sang menstruel, comme plus tard la grossesse et la séparation avec son petit lors de l'accouchement.

Ne parlons pas de cette différence foncière évidente entre les deux sexes, à l'avantage de la femme : le privilège de porter et de donner la vie. Rares sont les psychanalystes qui ont évoqué *la tristesse et la jalousie masculines* de se voir à jamais privé de ressentir les riches sensations et émotions relatives à la maternité.

Pour la femme, c'est une grande gageure que d'assumer son identité plurielle en conjuguant d'une façon naturelle et harmonieuse la féminité et la maternité, en conciliant ses deux dimensions d'amante et de mère. Il s'agit là d'un phénomène biologique, naturel, mais en réalité d'un exercice acrobatique complexe que les hommes méconnaissent et qui peut présenter pour certaines femmes une difficulté supplémentaire, amplifiant leur dépression.

Comment devenir mère tout en continuant à s'épanouir en tant que femme ? Comment aimer à la fois, mais différemment, son mari et son enfant, la chair de sa chair, sans nuire ni à l'un ni à l'autre ? Pour un homme, être père et amant sans tiraillement ne semble pas ardu ni pénible outre mesure.

L'organe sexuel féminin, le vagin, constitue en même temps que l'accès à la jouissance le seuil de l'enfantement. Le même espace devient le théâtre de deux opérations très riches, joyeuses et intenses, certes, mais tout de même symboliquement très différentes. Il est donc bien plus problématique, bien plus complexe de devenir et de demeurer une femme.

C'est la raison pour laquelle certaines femmes, en devenant mères, désinvestissent, sans s'en rendre compte, leur côté « maîtresse », négligeant leur conjoint au profit de l'enfant. Il s'agit souvent de femmes qui n'ont pas été convenablement maternées dans leur enfance. Elles croient confusément que le fait de vivre pleinement sa féminité, dans l'amour et la sexualité, risque de frustrer l'enfant de leur amour maternel.

Au contraire, plus une femme se sent heureuse dans les bras de l'homme qu'elle aime et plus ce bonheur l'aide à devenir meilleure mère, surtout saine, dans la mesure où elle n'exclut plus le père du triangle.

2 – La seconde spécificité des sexes provient de leur *éducation respective*. L'homme s'est souvent entendu répéter : « Ne pleurniche pas comme une petite fille. » Quand il était petit, on lui proposait des petites voitures, du foot, des déguisements de cow-boy, des jeux de combat ou de course. On exigeait qu'il soit fort, sans émotion, froid, voire invulnérable. Il s'est progressivement vu contraint, face à ces injonctions surmoïques répéti-

tives, de se conformer à cette image que les parents et la société lui renvoyaient. Il en est arrivé à confondre ce qu'il était avec ce qu'on attendait qu'il soit. Il a fini aussi, sans s'en rendre compte, par refouler sa passivité et ses émotions tendres, qualifiées, avec dédain, de « sensiblerie de bonne femme ». Condamné à être fort, viril, il a cherché sa positivité et sa raison d'être dans la puissance corporelle, dans son utilité, dans sa position financière et sociale.

Mais, étrangement, comme dans la fable du chêne et du roseau de La Fontaine, la faiblesse vécue, acceptée et assumée par la femme la rend plus forte, tandis que la force apparente de l'homme le rend plus fragile et vulnérable, finissant même par le casser en cas de tempête psychologique. Si pour la femme l'opération 10 – 1 se solde par 11, dans la mesure où l'acceptation du manque se traduit pour elle par un enrichissement, la même opération chez l'homme a pour résultat 0 puisqu'il croit tout perdre et se perdre lui-même dans le même mouvement en perdant quelque chose ou quelqu'un. Les deux sexes se présentent donc de façons fondamentalement inégales face à la dépression, et l'avantage va à la femme.

C'est la raison pour laquelle les tentatives de suicide sont statistiquement bien plus nombreuses chez les femmes alors que les suicides « réussis » sont en grande majorité masculins ! De même, les dépressions féminines s'inscrivent majoritairement dans le chapitre des dépressions exogènes, névrotiques, réactionnelles, c'est-à-dire motivées par des facteurs déclenchants réels et récents, aisément localisables. En revanche, les dépressions masculines appartiennent davantage à la catégorie des dépressions atypiques, endogènes et mélancoliformes majeures, c'est-à-dire dont les facteurs déclenchants sont moins facilement identifiables. De ce fait, elles sont plus sérieuses et plus rebelles aux soins. Enfin, si la majorité écrasante de la clientèle des « psy » de tout bord se compose de femmes, cela ne signifie pas qu'elles sont plus déprimées que les hommes, mais au contraire que, étant plus solides, plus souples et plus capables de remises en question, elles ne craignent pas de consulter et de demander un soutien.

On peut se demander, étant donné la supériorité de la femme sur l'homme, quels sont les motifs inconscients ayant présidé à la naissance et au maintien du patriarcat : pourquoi l'homme, le *vrai sexe faible*, par-delà son apparence de prestance, a-t-il dépensé pendant des décennies tant de libido pour « dominer » la femme ? Pour deux raisons. D'abord, précisément, pour qu'elle ne soit pas parfaite, totale, toute, incastrée, incastrable, sans limite, sans manque, bref afin de la protéger elle-même contre les risques d'inflation et d'éclatement. Ensuite, pour se sauver lui-même de l'insignifiance, afin d'éviter d'être nul, rien, personne, quantité négligée, négligeable. Que deviendrait-il si la femme, plus intelligente et solide, réussissait tout, partout et encore mieux que lui, en plus de son privilège exclusif de porter la vie dans son ventre ? L'homme n'a-t-il pas espéré compenser son infériorité intrinsèque en maintenant la femme « au foyer », sous sa dépendance ? Cette injustice sociologique permettait peut-être de contrebalancer une autre injustice, celle-ci naturelle, en rendant possible l'égalité et la rencontre entre les deux sexes, la femme n'étant désormais pas « toute » et l'homme étant devenu « quelqu'un » !

Mais ce qui me paraît fondamental renvoie à l'attitude des deux sexes concernant la culpabilité comme source de la dépression. La femme, étant donné sa souplesse, sa confiance spontanée à l'endroit des humains et de la vie, se remet plus volontiers en cause et en question que l'homme. Cela veut dire qu'elle est bien plus sensible et ouverte à la notion de culpabilité. Elle est donc facilement « culpabilisable » confrontée à la souffrance d'autrui. À l'inverse, l'homme se situe, à l'égard de la vie et des autres, de façon défensive, craintive, plus méfiante. Il se remet moins en cause et en question du fait de sa rigidité. Par conséquent, il se montre moins atteint, impliqué, concerné par le problème de la culpabilité, sera moins « culpabilisable » face aux tourments d'autrui. Disons que son attitude semble, d'une certaine façon, plus « paranoïaque ». Il a plutôt tendance, lorsqu'il est témoin d'une souffrance, à projeter la « faute » sur l'extérieur, à accuser les autres, les personnes ou les institutions – par exemple, la société, l'État, la religion, l'administration... De même, c'est aux autres qu'il fera appel pour exiger d'eux qu'ils trouvent des solutions concrètes.

Interpellée par la même souffrance, la femme, elle, se sentira directement, personnellement atteinte, touchée, impliquée, concernée, coupable, et s'évertuera à porter remède. L'homme voudrait changer la réalité, la société et les autres, alors que la femme aspire en premier à se changer elle-même de l'intérieur, à transformer les mentalités.

Autrement dit, la relation de la femme avec les êtres qui lui sont affectivement proches se caractérise par une grande proximité, intimité, sensibilité, complicité. Dans ce contexte fusionnel, osmotique, les limites entre elle et les autres semblent floues, indéterminées, poreuses, perméables, spongieuses, cotonneuses. Tout cela favorise un plus grand partage émotionnel, une plus grande réceptivité, une plus grande perméabilité de la femme à la souffrance d'autrui. Elle pompe par réflexe le mal-être de ses proches. Elle saigne lorsqu'elle les voit blessés. Pour cette raison, la femme s'érige plus spontanément en mère soignante, en thérapeute, en infirmière, en assistante sociale. Voilà pourquoi, bien plus que l'homme, elle aura presque naturellement tendance à se positionner en *pharmakos*, à éponger, à aspirer, à s'imprégner du malaise d'autrui pour l'en délivrer. C'est la raison essentielle pour laquelle elle est davantage sujette et exposée à la dépression.

Ainsi, ce qui explique en grande partie la spécificité de la dépression féminine renvoie à la manière singulière qu'a la femme de se situer face à la castration et à la culpabilité.

S'il existe environ deux fois plus de femmes déprimées, cela ne signifie nullement qu'elles sont plus profondément déprimées, mais qu'elles sont davantage « déprimables », parce que plus sensibles et culpabilisables que les hommes. Cela démontre encore une fois qu'elles recourent moins au déni et au refoulement de leurs émotions en général et de leur culpabilité en particulier, donc de leur dépressivité. L'homme souffre autant, sinon davantage, en raison du silence qu'il s'impose.

Cependant la femme, tout en étant davantage exposée à la dépression, jouit d'une meilleure curabilité. Ce qui constitue son point faible, névralgique, son talon d'Achille, devient en même temps sa force. Le fait de pouvoir se laisser plus facilement contaminer, affecter par les émotions d'autrui et la culpabilité lui permet, d'une certaine façon, de mieux s'en dégager. À l'inverse, l'homme, se montrant plus défensif, plus aversif, plus fermé par rapport aux émotions et à la culpabilité, dispose de moins d'atouts pour en prendre conscience et pour la surmonter. Or, plus cette culpabilité se voit refoulée, combattue, niée, comprimée, plus la dépression sera conséquente, sévère et rétive au traitement. Le recours systématique et acharné aux deux mécanismes de l'expiation et de la quête de l'innocence pour apaiser la culpabilité inconsciente n'aboutit paradoxalement qu'à l'exacerber.

Outre cette particularité d'ordre psychologique, il est évident que la dépression de la femme relève également d'une causalité plus proprement culturelle, sociologique. Son émancipation lui a certes procuré une identité nouvelle dans le sens d'une dignité légitimée, affranchie de la tutelle dite patriarcale. Elle peut en effet disposer de son corps, de son cœur et de son destin en toute liberté, s'engager dans la vie professionnelle et sociale en toute indépendance. Mais cette émancipation, en tout cas pour certaines femmes ou dans certaines catégories sociales, n'a pas comporté que des avantages en raison de ses effets secondaires cachés. On pourrait même se demander si nous ne nous trouvons pas là en présence d'un système hypocrite et pervers délivrant un double message : le premier tapageusement proclamé, et le second insufflé de façon insidieuse et sournoise. Car d'un côté la femme est considérée dans notre société comme étant tout à fait égale à l'homme, protégée par les mêmes lois, disposant des mêmes libertés, droits et devoirs. Mais de l'autre elle se voit attaquée par nombre d'injonctions et de contraintes. L'esclavage serait-il devenu psychologique ?

Il est vrai que l'idéologie normative et homogénéisante impose à la femme de calibrer son corps, devenu objet, chose, pour correspondre à une image standardisée idéale. Il faut qu'elle soit jeune, sexy et mince. On lui fait croire, par un vacarme publicitaire et médiatique, qu'elle peut aisément correspondre à cette image en consommant des produits amincissants, en utilisant des crèmes et pommades, en plus des liftings et de la chirurgie esthétique, censés supprimer magiquement toutes les supposées disgrâces. De même, on lui demande, et elle se l'impose à elle-même en intériorisant cette exigence, de réussir, de briller sur tous les plans : sentimental, sportif, intellectuel, artistique, conjugal, professionnel... Ainsi elle se voit *manipulée, dépossédée, expropriée* de sa véritable identité, de son désir, au détriment d'un modelage, d'une aliénation extérieurs. Elle se doit de correspondre à ce qu'on attend d'elle.

Leur participation à la vie économique et sociale a garanti aux femmes une indépendance financière certes appréciable, mais pour beaucoup d'entre elles le « boulot » s'est transformé en une corvée, en un second emploi s'ajoutant à celui, non rémunéré et non reconnu, qu'elles occupent déjà à la maison, en plus de la fatigue des transports et du harcèlement sexuel et moral sur le lieu de travail.

La femme moderne doit donc s'occuper du dehors et du dedans, être au four et au moulin, travailler dehors pour gagner de l'argent, puis faire les courses, la cuisine, le ménage, le repassage, tout en se montrant fraîche, de bonne humeur, disponible, chaleureuse, sensuelle, en s'occupant des devoirs des enfants et en accomplissant, sans rechigner, le devoir conjugal. Cela pour ne pas parler de l'agression supplémentaire que constitue, dans les familles monoparentales, le fait de se trouver contrainte à la solitude, économiquement affaiblie, voire paupérisée. Ni de la question de la désacralisation et du mépris du corps féminin dans la pornographie, ou encore celle de l'accroissement des agressions sexuelles.

Cette position intensifie le sentiment d'insécurité et donc la culpabilité de la femme, en raison de sa victimité sociale, rentrant en écho avec la culpabilité de son enfant intérieur.

L'obligation sournoise, jamais dite clairement, d'être parfaite, une *super-woman*, dit-on aujourd'hui, fait « craquer » nombre de femmes. Elles dépriment parce qu'elles « n'en peuvent plus », se sentent impuissantes, incapables de correspondre à cette image parfaite, idéale, incastrée, incastrable. Elles sont donc coupables de ne pas pouvoir coller, de ne pas pouvoir être conformes au modèle qu'on leur impose. Elles se trouvent en décalage face à une image négative d'elles-mêmes, déçues et décevantes, comme si elles étaient « nulles », « anormales ». Elles finissent par se dire que tout est de leur faute alors qu'elles sont les proies d'une humiliation sociale. Elles se reprochent d'être de mauvaises femmes, pas comme les autres – « Elles sont mieux que moi ! » –, de mauvaises mères aussi – « Les autres se débrouillent mieux que moi ! ».

La confrontation à l'impossible interne, à l'« impouvoir », c'est-à-dire l'inaccessibilité de la perfection, et le décalage qui s'ensuit face à l'injonction sociale sont producteurs de la culpabilité de l'innocente et donc de la dépression de la femme. Cette culpabilisation sociale insidieuse, qui non seulement ne dit pas son nom, mais en plus se déguise sous le manteau de la déculpabilisation, vient se greffer à la culpabilité qu'elle porte en tant que *pharmakos* dans le triangle familial. La prolifération de la dépression de la femme s'explique donc par l'agrégation de ces deux culpabilités, la sociologique et la familiale, engendrées par sa victimité inconsciente.

Bien évidemment, je ne cherche pas à sous-entendre que « c'était mieux avant ». Il ne s'agit nullement de glorifier le passé, colorié en rose, pour l'opposer au « sombre » présent. D'abord parce que aucune époque ni aucun âge de la vie ne sont pires ou meilleurs que d'autres, ensuite parce que nous vivons ici et maintenant et non pas il y a deux cents ans. Ce que je veux simplement souligner à propos de la culpabilité de l'innocente dans la genèse de la dépression, c'est que, par le passé, la société exigeait moins de la femme et que celle-ci exigeait moins d'elle-même. La toute-puissance et la perfection, la brillance, l'excellence, la conformité à un modèle de complétude semblaient beaucoup moins tyranniques que de nos jours. La reconnaissance par elle-même et par la société de son « infériorité » et de sa « faiblesse », certes infondées, ainsi que l'existence d'une véritable misogynie, évidemment injustes, fausses, absurdes, qu'il faut continuer à dénoncer et à combattre, la protégeaient néanmoins de la tentation de la toute-puissance et de la perfection. Dans ces circonstances, elle acceptait mieux sa castration, c'est-à-dire l'impossibilité pour elle de tout être et de tout devenir, d'être sans manque, pleine, totale.

À l'heure actuelle, la parité sociétale ajoutée à la supériorité naturelle de la femme sur l'homme nourrit dangereusement son aspiration à la toute-puissance, son fantasme de « matriarche », mais elle embrase aussi sa culpabilité de ne pouvoir correspondre au modèle, d'être impuissante à satisfaire l'idéal.

Mais, enfin, d'où provient cette culpabilité ? Quelle

est son origine ? Comment est-il possible de la résoudre, de la gérer, de la transcender ?

Contrairement aux idées reçues, le sentiment de faute n'est pas d'essence morale ou religieuse. Il ne nous est pas inculqué non plus par notre éducation. Beaucoup de personnes, certainement parce qu'il s'agit là d'une démarche facile et confortable, accusent ces deux institutions. Cette assertion est à mon sens, en raison de sa tonalité émotionnelle, superficielle et dénuée de toute rigueur. Je suis persuadé que la culpabilité constitue une composante essentielle de la nature humaine. Elle fait partie du patrimoine génétique psychologique de chacun, au même titre que l'angoisse. La culpabilité provient de l'instance du Surmoi, chargée de différencier le bon du mauvais, le bien du mal, l'autorisé de l'illicite... Elle est par conséquent indispensable au bon fonctionnement et à la croissance du psychisme de tout un chacun.

La culpabilité remplit une double fonction. En premier lieu, elle exerce une action de retenue, de limite, de maîtrise, de frein face à la pulsion, protégeant ainsi le Moi contre l'envahissement par la perversion, la violence ainsi que la tentation d'abolir la loi.

À titre d'exemple, lorsque la culpabilité fait défaut chez une personne en raison de l'agénésie ou de la faiblesse de son Surmoi, le sujet devient incapable de contrôler son impulsivité, l'impétuosité de ses instincts. Il ne peut plus respecter l'interdit, différencier le bien du mal, ni surtout prévoir les conséquences de ses actes. Il est alors comme possédé par quelque chose qui le contraint d'assouvir ses pulsions en passant crûment et sans attendre à l'acte. Pour ces personnes diagnostiquées comme perverses, incapables d'empathie et dénuées de tout sens moral, autrui n'existe pas, il n'est pas respecté dans sa différence d'identité, ni dans celle de ses désirs ou besoins. Il ne s'avère utile que pour satisfaire leur impulsivité incontrôlée, incontrôlable, dans l'immédiat.

La culpabilité m'interdit donc de faire à autrui ce que je ne voudrais pas qu'il me fasse. Sa faiblesse ou son absence, laissant le champ libre à la toute-puissance et à la toute-jouissance pulsionnelle, n'aboutit qu'à la violence perverse et à l'autodestruction.

La seconde fonction de la culpabilité est d'encourager l'amour du prochain, l'assistance, la justice, l'entraide et la solidarité entre les humains, sans quoi aucune société ne pourrait survivre ni fonctionner. La culpabilité n'est donc pas, par essence, dans l'absolu, une substance toxique, mauvaise, négative, une malédiction, pour ainsi dire, qui empêcherait de vivre et de jouir. Elle constitue, bien au contraire, une bénédiction, un bienfait, un facteur civilisateur, humanisant, garant de notre paix intérieure et de notre équilibre mental. Ce qui peut finir par gâcher une existence, ce n'est jamais la présence de la culpabilité, qui est comme un garde-fou protecteur et bienfaisant, mais le fait qu'au lieu de jouer son rôle de barrière face à la puissance des instincts elle se retourne contre le Moi en le maltraitant. Pourquoi ? Cela se produit lorsqu'elle est excessive, parce qu'elle a été refoulée, combattue, privée de tout accès au champ de la parole et à celui de la représentation consciente. Elle devient alors d'autant plus déstabilisante qu'elle est comprimée dans l'inconscient.

Dès lors, la véritable approche pour assainir et soulager le Moi ne doit nullement viser à le « déculpabiliser ». Cela n'aboutirait qu'à l'accentuation des mécanismes de défense refoulants. La démarche saine consiste à *déculpa-*

biliser la culpabilité afin de l'accueillir, d'en prendre acte, pour qu'elle cesse ses nuisances. La meilleure manière de se déculpabiliser, ce serait donc de s'accepter, de se reconnaître coupable, sans refus ni lutte.

Le travail du thérapeute consiste à faire ressortir et ressentir ces affects jusque-là non vécus, éjectés, interdits de séjour dans le conscient. Il s'agit simplement, mais plus sainement, de considérer la culpabilité comme un sentiment légitime, au même titre que les autres émotions, la peur du noir par exemple, même si elle paraît sans objet et irrationnelle. Ce qui est important, c'est de se mettre à l'écoute de ses émotions en les accueillant sans crainte, sans jugement. Malheureusement, notre éducation nous a appris au long des années à classer nos émotions en deux catégories distinctes et opposées, les bonnes et les mauvaises – les positives qu'il faudrait chérir et cultiver, et les négatives qu'il conviendrait au plus vite de chasser. Cette division artificielle ne correspond à aucun fondement, à aucune réalité psychologique.

Dans le fond, un affect, une émotion, un sentiment ne sont ni bons ni mauvais, ils *sont*, tout simplement, et ne demandent qu'à être ressentis, exprimés par la parole consciente. En règle générale, lorsqu'une personne de notre entourage nous fait part timidement, à demi-mot, d'un certain sentiment de culpabilité, nous nous empressons de la « déculpabiliser », en lui présentant mille et un arguments démontrant son innocence. Il s'agit là d'une attitude de non-écoute, de non-accueil, de lutte, de fuite, de défense, de refoulement. Le « coupable » sait bien, mieux que nul autre, qu'il n'a rien fait de mal ou de répréhensible et qu'il est donc logiquement et consciemment innocent. Ce dont il a besoin, c'est qu'on l'écoute, qu'on l'aide à s'exprimer, à mettre des mots sur ce qu'il ressent. On agit souvent de même vis-à-vis d'une personne angoissée, en s'efforçant de la rassurer. Or on la prive ainsi de toute possibilité de s'exprimer et de réfléchir sur son ressenti.

Dans cette perspective, l'idéologie actuelle caractérisée par une *croisade contre la culpabilité*, érigée en tabou à son tour, ainsi qu'une obsession de tout déculpabiliser, comme on exorcisait au Moyen Âge les possédés, me paraît hautement pernicieuse. D'abord parce qu'elle ne joue plus dans ce cas son rôle de garde-fou, ne remplit plus sa fonction paternelle consistant à poser des limites et des interdits structurants dont chacun a besoin afin de continuer sa croissance. Ensuite parce que le mouvement actuel de déculpabilisation ne constitue, en fin de compte, qu'un mécanisme de refoulement supplémentaire. Ainsi il aboutit au résultat exactement inverse de celui recherché, c'est-à-dire qu'il exacerbe davantage la culpabilité inconsciente dont le sujet croit par ailleurs pouvoir se débarrasser.

Je souhaiterais illustrer mes propos par deux exemples. Le premier est celui de l'avortement. Lorsqu'une femme, quels que soient par ailleurs ses arguments et ses croyances, recourt à une IVG, c'est-à-dire interrompt volontairement sa grossesse, cet acte ravive en elle la culpabilité inconsciente. Pourquoi ? Parce que ce geste, jamais décidé de gaieté de cœur, traduit une souffrance psychique, un échec dans le couple, une *impossibilité de « faire autrement »*, un « impouvoir ». Il s'agit donc d'un acte coupable, nullement du point de vue de la morale dite « judéo-chrétienne », mais de celui de l'inconscient.

Je l'ai plusieurs fois répété, la culpabilité se situe invariablement du côté de l'être souffrant, celui qui saigne, qui perd, qui subit l'agression, en toute impuissance, en toute innocence. Dans le cas de l'avortement, la germination de cette graine de vie « interrompue volontairement » s'inscrit à jamais dans la mémoire ineffaçable du corps, mais aussi dans celle de tous les bébés qui séjourneront dans la matrice plus tard. Le souvenir, l'ombre, le fantôme de cette vie « avortée dans l'œuf » hante pour toujours ce lieu transformé en tombe. *La femme s'identifie à la mort*, au mort qu'elle porte en elle, et devient ainsi morte, déprimée !

Je ne suis évidemment pas contre la liberté de l'avortement. Je crains simplement que le déni de ses retentissements inconscients, au nom d'un parti pris idéologique, ne contribue paradoxalement à asservir davantage la femme au lieu de la servir, surtout et d'autant plus lorsque l'avortement remplace la contraception. La culpabilité, lorsqu'elle est censurée, tue, interdite, culpabilisée, se voit refoulée dans l'inconscient. Elle y attend sagement le jour J d'un quelconque facteur déclenchant pour occasionner, même des années plus tard, une dépression.

La banalisation de l'IVG, sa déculpabilisation, renforcée par sa gratuité, c'est-à-dire par l'absence d'un sacrifice symbolique minimal, exproprie la femme de son acte, l'empêchant d'accomplir sainement son deuil. La reconnaissance de la culpabilité lui permettrait de l'assumer consciemment, de la ressentir en exprimant de façon saine par les mots sa douleur morale, pour pouvoir tourner la page, c'est-à-dire redevenir vivante parmi les vivantes !

À l'heure actuelle, beaucoup de jeunes femmes ayant pratiqué une IVG se disent, encore des années après, marquées, fortement culpabilisées, perturbées, alors qu'il s'agit d'un acte légal, autorisé, médicalisé, gratuit, banalisé, déculpabilisé !

Il en va de même pour l'homosexualité. Sa banalisation, voire sa glorification empêchent l'homosexuel de ressentir et d'exprimer sa souffrance et sa culpabilité. Celles-ci, contrairement aux idées en vogue, ne proviennent pas exclusivement de l'homophobie ambiante, discriminatoire et intolérante à la différence. Au fond, l'homosexuel s'est exclu de lui-même de la différence des sexes et de l'altérité en s'inscrivant dans la « mêmeté », en s'unissant à l'identique, au pareil, dans le miroir indifférenciant de l'homogénéité. L'homosexualité est révélatrice d'une souffrance psychique de l'enfant intérieur coupable. Elle constitue une défense contre sa dépression et contre celle du parent du « même » sexe. Elle est destinée à compenser une frustration d'amour et de lien subie dans l'enfance. Elle a été instaurée par l'enfant coupable, donc thérapeute, pour *combler le parent du même sexe*, pour le guérir, le rendre heureux dans le but de recevoir en échange de l'amour, de l'aimer et d'être aimé par lui.

Mais cette volonté thérapeutique se double toujours dans l'inconscient, en raison du déni de la culpabilité, du mécanisme de l'expiation. L'homosexuel se punit, en effet, en s'interdisant de procréer, d'enfanter, de se reproduire, de transmettre la vie qu'il a reçue. Il arrête ainsi la succession, la filiation, l'engendrement, sa vie future. Il s'agit là d'une *conduite suicidaire*.

Malheureusement, la culture moderne, au lieu de l'aider à prendre conscience de la culpabilité et de la souffrance de son enfant intérieur, censure ces affects en les inversant même, de façon démagogique, en fierté. Est-il concevable de s'enorgueillir de son orientation libidinale, homo ou hétérosexuelle, dans la mesure où personne n'en décide de manière libre et consciente ?

Aucune culture ne s'est révélée jusqu'ici autant que la nôtre à ce point répressive et opprimante sur le plan psychique face à l'homosexualité, par-delà son masque de liberté individuelle et de tolérance.

Cependant la déculpabilisation des consciences individuelles n'élimine pas la culpabilité. Celle-ci se projette, se déplace et se concentre alors sur le plan collectif. Ainsi, l'État, la société et les différentes institutions se voient accusés, dans un contexte de persécution paranoïaque, de tout trouble, prévisible ou imprévisible, affectant l'harmonie quotidienne (un enfant qui se blesse dans la cour de l'école, un carambolage sur l'autoroute en raison de chutes de neige abondantes, l'augmentation du nombre de décès de personnes âgées lors de la canicule...). De toute manière, *la culpabilité est indestructible*. Lorsqu'elle ne peut être surmontée, elle se voit provisoirement, mais seulement provisoirement, refoulée. À la suite d'une période plus ou moins longue d'incubation, elle finit par sortir de l'obscurité et quitter l'exil. Elle peut se manifester au niveau individuel sous la forme d'une dépression en envahissant le Moi, qui risque d'exploser comme une cocotte-minute. Sinon, elle se voit projetée sur l'extérieur, soit sur une personne bouc émissaire, soit sur un groupe accusé de toutes les fautes. Par ailleurs, elle peut être transférée d'une personne à une autre, mais aussi d'une génération à une autre (l'enfant portant la culpabilité parentale, et même la culpabilité transgénérationnelle).

La culpabilité ressemble, dans ces conditions, à la salissure qui se transmet aussi d'une personne à une autre, d'un lieu à un autre, d'une époque à une autre, sans jamais totalement disparaître. La pollution, en tant que retour du refoulé, en constitue une preuve.

Disons enfin que la culpabilité de l'innocent rejoint celle, archaïque, présente en chaque être humain dès sa naissance. Elle renvoie au péché d'être en vie, de grandir, de devenir conscient. Vivre suppose en effet la transgression de l'ordre instinctif, naturel, animal, inconscient, pour pénétrer dans l'univers du symbole, de la réflexion, du langage et de la conscience. Vivre suppose de dire non, de se séparer de ses ascendants, de se différencier d'eux, de décevoir leur idéal conscient ou inconscient. Vivre suppose de se bâtir un désir, une identité subjective, un destin singulier, personnel, séparé, décalé donc par rapport au désir de l'autre et à ses attentes. Devenir soi, s'extraire des fusions/confusions, parler, désirer, penser, sentir, agir en son propre nom et de sa vraie place constitue donc un péché dans la mesure où la différenciation comporte la désobéissance.

Ève et le serpent

C'est bien cette notion essentielle que le récit biblique du « péché originel » s'évertue à nous enseigner. Contrairement aux idées reçues, misogynes et moralisatrices, ce texte qui a déjà fait couler beaucoup d'encre, loin de diaboliser Ève, ne cherche qu'à lui rendre grâce de nous avoir délivrés de l'enfer édénique. Voici pourquoi.

Si Dieu ne souhaitait vraiment pas qu'Adam et Ève, Ses premières créatures, goûtent au fruit de l'arbre de la connaissance du bien et du mal, alors pourquoi a-t-Il commis Lui-même, malgré Son omniscience, l'impardonnable péché de le concevoir ?

Pourquoi a-t-Il désigné son emplacement exact ? Pourquoi ne l'a-t-Il pas rendu, grâce à Son omnipotence, invisible, transparent ?

Pourquoi ne l'a-t-Il pas entouré de barbelés électrifiés pour qu'il devienne intouchable ?

Pourquoi a-t-Il engendré le serpent ?

Pourquoi n'a-t-Il pas empêché ce dernier de tenter Ève ?

Pourquoi n'a-t-Il pas effacé du cœur d'Ève et d'Adam l'envie de consommer le fruit défendu ?

Pourquoi n'a-t-Il pas expédié, sur-le-champ, un escadron d'anges gardiens pour prévenir cette première infraction de l'Histoire ?

Pourquoi, à peine Sa création terminée, a-t-Il abîmé si masochiquement Son œuvre glorieuse, en introduisant si tôt, dès l'origine, le péché, le désordre et le mal ?

Au fond, la transgression de l'interdit était contenue dans le projet divin. Le serpent représente l'autre face de Dieu, Lui-même, initiateur, accoucheur, libérateur, guérisseur, d'où le caducée médical.

Dieu n'exige pas l'aveugle obéissance, qui empêcherait la liberté de l'homme et sa jouissance. Au contraire, Il le pousse à transgresser, à remettre en cause l'ordre établi, à se révolter et à désobéir dans l'irrespect et l'irrévérence, pour qu'il renaisse à lui-même, pour qu'il quitte l'utérus maternel paradisiaque. Adam et Ève étaient nus au jardin d'Éden, mais, aveugles, ils ne se voyaient pas, indifférents, ils ne se désiraient pas, muets, ils ne se parlaient pas, sourds, ils ne s'écoutaient pas. Ils n'éprouvaient au fond rien d'humain, ni la faim, ni la soif, ni la souffrance, ni le conflit, ni l'angoisse, ni le manque, ni donc l'amour, ni donc aucune joie. Ils étaient broyés par une impitoyable mécanique composée d'ordre, d'harmonie, de paix, de stabilité, de satiété et de silence, d'un ennui mortel, effroyable ! Adam et Ève ont pu sortir, *grâce au péché* et au courage de notre mère première, du sein maternel primordial, pour se délivrer de la fusion, pour renaître à soi, au désir et à la conscience.

Dieu a créé l'homme pour qu'il se fasse. Lorsque Dieu crée (fabrique) la terre, le ciel, l'eau, les étoiles... le texte emploie le verbe *bara*. Mais, au sujet de la création d'Adam, il utilise le verbe *vayitser*, qui signifie « créer pour qu'il se fasse ». La naissance naturelle ne suffit point. Il faudrait la compléter, l'achever par un acte de renaissance symbolique, en désobéissant au désir de l'autre, en refusant d'emprunter sa voie.

La culpabilité dont nous parlons ne dérive donc ni de l'éducation, ni des convenances sociales, ni même de la religion. Celle-ci, malgré tous les reproches qu'on peut lui faire, simplistes en raison de leur caractère émotionnel, cherche en réalité à protéger le sujet de l'*impossible interne* en le mettant face à l'*interdit extérieur* de la toute-jouissance. On pourrait avancer l'idée qu'elle contient, ou plutôt qu'elle contenait à l'origine, un message déculpabilisant. Elle s'évertue à mettre au jour cette culpabilité ontologique, archaïque, afin de sauver le Moi de l'écrasement. Elle cherche aussi à initier le sujet au manque, à la castration, en lui fixant des limites, en imposant un cadre à sa toute-puissance et à sa toute-jouissance, à son insatiabilité omnivore de vouloir tout être, tout devenir, tout avoir, tout prendre. Le discours religieux fait certes souffrir le Moi en le mettant face à la limite extérieure, mais c'est pour mieux le préserver d'une confrontation directe et crue avec l'impossible interne, c'est-à-dire avec la culpabilité inconsciente. De même, les rituels symboliques instaurant des sacrifices visent au fond l'holocauste de la toute-puissance.

En résumé, les interdits religieux cherchent à protéger le sujet d'une part contre la *dépression*, en le plaçant face à l'interdit extérieur, et d'autre part contre la *perversion*, en empêchant la toute-puissance et la toute-jouissance pulsionnelles, dans l'illimité et l'urgence. Dans cette perspective, ils s'avèrent fondamentalement déculpabilisants.

Dans cette optique, il ne faut nullement conclure à la « mauvaiseté », à la perniciosité de la culpabilité. Celle-ci se révèle comme l'assise et le garant de notre humanité et de notre civilisation. Sans elle, ses limites, ses barrières et son cadre, nous serions seuls et sans protection face au loup interne, c'est-à-dire esclaves des exigences pulsionnelles, dans l'autodestruction, la dépression, la perversion et le passage à l'acte. Sans elle, il n'existerait aucune morale, aucune éthique, aucune charité, compassion, entraide ni solidarité. Autrui n'existerait que dans la mesure où, comme simple objet, il faciliterait la satisfaction de l'instinctivité, par ailleurs insatiable.

Que faire de la dépression ?

Soyons clairs : personne n'a encore réussi à inventer le remède miracle, la solution magique contre la dépression. Il n'existe aucune possibilité de dénouement réel, dans la mesure où le manque sur lequel repose la dépression n'est pas concrètement réparable. Les médicaments peuvent aider, certes, mais de façon provisoire, pour colmater une crise conjoncturellement insupportable.

L'attitude la plus saine et la plus salutaire consiste

dans un premier temps à s'accepter comme déprimé et à changer son regard. Il est en effet capital de considérer la dépression, la sienne ou celle de son entourage, non pas comme une maladie honteuse, mais comme un message de l'inconscient signalant une souffrance de l'enfant intérieur. La dépression représente une métamorphose initiatique, initiatrice, douloureuse, de même que l'enfantement. Elle offre une occasion privilégiée de mutation, à l'image du serpent qui mue en abandonnant sa vieille peau. Elle contient, en germe, la promesse de devenir soi, celui ou celle qu'on a toujours été mais qu'on n'a jamais osé être, par crainte de nuire, de blesser, prisonnier qu'on était de la culpabilité de l'innocent. Un tel changement de regard favorise une détente, une plus grande positivité, un lâcher-prise en somme, une attitude d'écoute et de réceptivité permettant à la culpabilité ainsi qu'aux autres émotions refoulées, séquestrées par couches depuis des décennies, d'être enfin émancipées, ressenties et dites à travers les mots.

Cette prise de conscience et cette verbalisation stimulent et encouragent la capacité de supporter un minimum de souffrance, ainsi que l'aptitude à l'attente et à la patience. En effet, plus le déprimé se débat en cherchant à se débarrasser de sa souffrance dans la précipitation et l'urgence, plus la dépression s'accentue et lui colle à la peau en se chronicisant dans le temps. Nul ne peut « s'en sortir » qu'à condition de consentir, au préalable, à y « pénétrer ». La dépression lâchera, sans que l'on ait à se débattre, dès qu'on aura entendu son message et compris son sens. Ce nouvel état d'esprit permet progressivement au déprimé d'aborder le noyau dur de la dépression, relatif à la culpabilité sans faute, à la fois personnelle et héritée, transgénérationnelle, de l'innocent. Là non plus il ne sert à rien, bien au contraire, de continuer à refouler sa culpabilité, à la nier, à chercher à se déculpabiliser par l'autosuggestion ou en ayant recours aux deux mécanismes de l'expiation et de la quête de l'innocence. La déculpabilisation, mythe culturellement très à la mode, constitue, ici comme ailleurs, le venin le plus toxique pour le psychisme. Elle n'agit en réalité que comme un mécanisme de refoulement supplémentaire, c'est-à-dire en comprimant la culpabilité pour la rendre encore plus indomptable. Ce n'est pas parce qu'on croit ne plus ressentir la culpabilité qu'elle a cessé d'exister.

L'attitude peut-être d'emblée la moins confortable, mais fondamentalement et à long terme la plus saine et la plus salutaire, consiste, face à la culpabilité, à se donner le courage d'y pénétrer, de s'y aventurer, afin de la reconnaître, de l'accepter, de l'assumer, de l'endosser, de la porter sur soi au lieu de la repousser ou de la projeter sur des boucs émissaires.

Mais que signifie au juste et concrètement *endosser sa culpabilité* ?

Cela signifie s'accepter comme pécheur, tel Adam, comme pécheresse, telle Ève ! S'accepter comme pécheur, comme pécheresse, veut dire cesser d'éponger, en *pharmakos*, toutes les fautes et tous les péchés, tout le mal d'autrui, ne plus se sacrifier, s'écraser, en ne disant jamais non, en étant parfait, gentil, sage comme une image et modelable comme une pâte, pour plaire, pour ne pas se sentir coupable.

S'accepter comme pécheur, comme pécheresse, veut dire s'aimer, devenir plus égoïste, se préférer à autrui, s'occuper et prendre soin de soi-même comme une gentille mère le ferait de son bébé, s'accorder du temps, dépenser de l'argent pour soi, y compris pour des futilités, afin de désincarcérer sa libido, de se relibidinaliser, d'arroser les plantes de son propre jardin intérieur, plutôt que de celui d'autrui.

S'accepter comme pécheur, comme pécheresse, veut dire être moins sévère, moins exigeant, plus tendre avec soi-même, mais plus mauvais à l'égard d'autrui, en osant dire non à ceux qui cherchent à nous faire couler, à leur image, dans le moule de leur désir.

S'accepter comme pécheur, comme pécheresse, veut dire apprendre à se révolter, à désobéir, à refuser d'être passivement conforme aux attentes, au discours « langue de bois », « politiquement correct », et aux modèles extérieurs, afin de découvrir sa vérité profonde et devenir soi !

S'accepter comme pécheur, tel Adam, comme pécheresse, telle Ève, veut dire enfin parvenir à se pardonner tout le mal qu'on a subi durant des décennies sans avoir pu réagir, tout le mal qu'on s'est infligé pour expier sa culpabilité imaginaire et puis... tout le mal qu'on n'a pas fait à autrui.

Table

Moussa Nabati
dans Le Livre de Poche

Le Bonheur d'être soi n° 10045

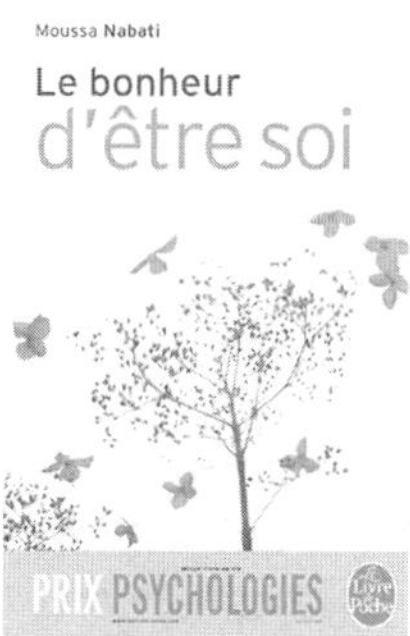

Le bonheur est en chacun de nous. Moussa Nabati nous montre que le seul vrai obstacle empêchant l'adulte de goûter au bonheur provient de sa difficulté à oser être lui-même. Être soi, cela veut dire s'aimer, se respecter, savoir ressentir, choisir, désirer et s'exprimer en son nom propre, pour son compte. C'est avoir un psychisme autonome, différencié des autres mais relié à ses origines et à son passé.

« Comme un vide en moi » n° 33238

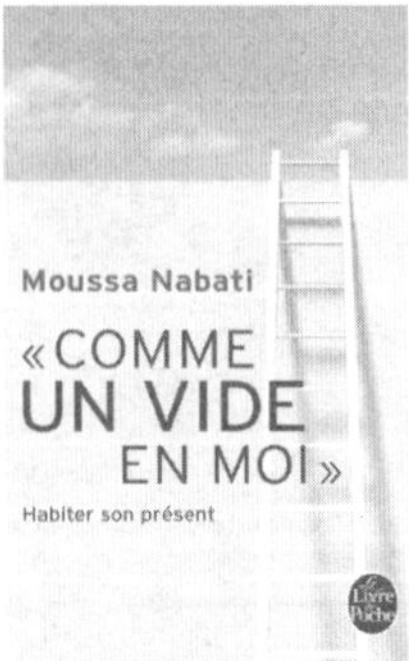

« Comme un vide en moi » Moussa Nabati montre que ce mal-être reflète l'absence à soi, pouvant se manifester par l'instabilité, l'hyperactivité, mais ausssi par les angoisses, la dépression et les difficultés en amour. Ce trouble provient d'une carence ancienne, due à l'indisponibilité psychologique de la mère. Le sentiment d'abandon crée chez le bébé une dépression précoce. Adulte il aura tendance à rechercher, à l'excès, amour et reconnaissance afin de combler son vide.

Le Fils et son père n° 32215

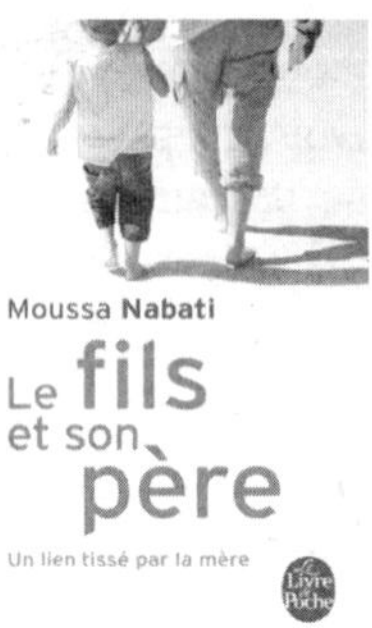

Nul ne peut s'ériger en père s'il n'a été fils auparavant, au sein du triangle de son enfance. À travers une passionnante relecture de mythes célèbres : Dédale et Icare, Laïos et Œdipe, Abraham et Isaac – traités comme des cas cliniques – , Moussa Nabati étudie les liens inconscients et profonds tissés entre le fils et son père, ce qui les unit ou les divise, les rapproche ou les éloigne.

Guérir son enfant intérieur n° 31506

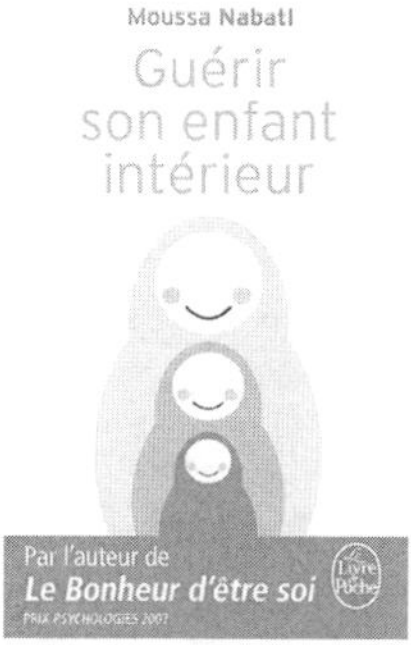

Tout être humain abrite en lui deux Moi, l'un adulte, l'autre enfantin. Le premier est capable de se comporter, au travail ou en amour, de façon lucide. Le second, faute de réflexion et de recul, oscille entre dramatisation anxieuse et excitation euphorique. C'est en réalité l'enfant intérieur qui guide les pas de l'adulte. Véritable ange gardien lorsque l'enfance a été heureuse et sécurisée, il risque d'être persécuteur, plaçant l'adulte dans un contexte d'échec ou de dépendance affective, s'il a été victime de maltraitances ou a dû assister, impuissant, à la souffrance de ses parents.

L'Humour-thérapie n° 31858

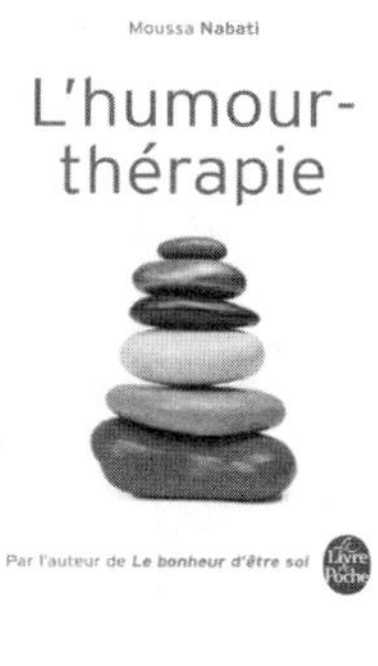

Pourquoi rions-nous ? Quel est le sens ou l'intérêt de toutes ces blagues que l'on se raconte ? Cet ouvrage original caresse une double ambition : il invite à rire, à se divertir, à regarder la vie sous son aspect joyeux, mais aussi à prendre conscience du sens caché de nos tensions psychologiques, que l'humour a pour vertu de révéler et de guérir.

Du même auteur :

Devenir femme au sein du triangle familial, Dervy, 2014.

Comme un vide en moi : habiter son présent, Fayard, 2012.

La Bible, une parole moderne pour se reconstruire, Dervy, 2011.

Le Fils et son père, Les liens qui libèrent, 2009.

Guérir son enfant intérieur, Fayard, 2008.

Ces interdits qui nous libèrent. La Bible sur le divan, Dervy, 2007.

Le Bonheur d'être soi, Fayard, 2006 (prix *Psychologies* 2007).

L'Humour-Thérapie, Bernet-Danilo, 2002.

La Dépression, Bernet-Danilo, 2002.

Le père, à quoi ça sert ? La valeur du triangle père-mère-enfant, Jouvence, 1994.

PAPIER À BASE DE
FIBRES CERTIFIÉES

Le Livre de Poche s'engage pour
l'environnement en réduisant
l'empreinte carbone de ses livres.
Celle de cet exemplaire est de :
600 g éq. CO_2
Rendez-vous sur
www.livredepoche-durable.fr

Composition réalisée par MCP - *Groupe JOUVE*

Achevé d'imprimer en janvier 2015, en France sur Presse Offset par
Maury Imprimeur – 45330 Malesherbes
N° d'imprimeur : 194932
Dépôt légal 1re publication : janvier 2010
Édition 06 – janvier 2015
LIBRAIRIE GÉNÉRALE FRANÇAISE – 31, rue de Fleurus – 75278 Paris Cedex 06

30/8508/1